健康活力唤醒系列

精准拉伸

低头族和电脑族一学就会的脊椎养护练习

《健康活力唤醒》编写组 编

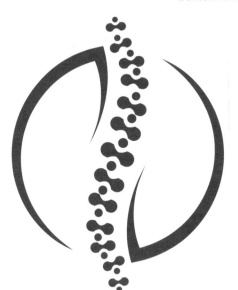

U0243844

化学工业出版社

·北京·

内 容 简 介

　　《精准拉伸——低头族和电脑族一学就会的脊椎养护练习》所介绍的运动方法是作者团队编创的脊椎平衡术，是按照脊椎的结构，从激活脊椎整体开始，依次对颈椎、胸椎、腰椎、骶骨、尾骨进行松解、激活和复位，以松解脊椎整体结束。该功法共有 11 个动作，简单易学，既可整套练习，也可以拆分成一个或几个动作分解练习。通过有针对性的练习，使身体各部位以不同幅度、不同角度、不同力度的精准组合动作进行运动，缓解和调治由于脊椎病诱发的身体病痛。

　　《精准拉伸——低头族和电脑族一学就会的脊椎养护练习》适用于久坐的办公室一族、久站状态的工作人员，喜欢玩手机的低头族，对于颈椎、胸椎、腰椎、骶骨和尾骨有不适症状的人群也有较好的运动指导作用。

图书在版编目（CIP）数据

　　精准拉伸：低头族和电脑族一学就会的脊椎养护练习/《健康活力唤醒》编写组编. — 北京：化学工业出版社，2020.10（2022.1重印）
　　（健康活力唤醒系列）
　　ISBN 978-7-122-37610-7

　　Ⅰ．①精… Ⅱ．①健… Ⅲ．①脊柱病－防治 Ⅳ.
①R681.5

　　中国版本图书馆 CIP 数据核字（2020）第 159563 号

责任编辑：宋　薇　　　　　　　　　　　　装帧设计：水长流文化
责任校对：宋　夏

出版发行：化学工业出版社（北京市东城区青年湖南街 13 号　邮政编码 100011）
印　　装：北京捷迅佳彩印刷有限公司
880mm×1230mm　1/24　印张6　字数 131 千字　2022 年 1 月北京第 1 版第 2 次印刷

购书咨询：010-64518888　　　　　　　　售后服务：010-64518899
网　　址：http://www.cip.com.cn
凡购买本书，如有缺损质量问题，本社销售中心负责调换。

定　　价：49.80 元

前言

　　低头、久坐再加上长期的不良姿势，脊椎经常处于失衡状态，容易导致腰肌劳损、腰椎间盘突出、脊柱侧弯等，进而引发落枕、颈部结节、肩颈痛、手臂麻、网球肘、跑步膝等病痛，然而很多人起初都不太在意，而是直到这些损伤积累到一定程度，出现严重的疼痛、活动度受限时才开始真正重视。

　　《精准拉伸——低头族和电脑族一学就会的脊椎养护练习》带给您的是从传统养生功法中编创而来的脊椎平衡术，以运动疗法对脊椎病进行预防和康复调治。精准抻拉是脊椎平衡术的精髓，通过身体各部位不同幅度、不同角度、不同力度的精准组合动作训练，可有效松解和激活脊椎各部，调整脊椎结构，增强人体心肺功能，提高免疫力，从而缓解和消除因脊椎失衡所带来的脊柱侧弯、颈肩部疼痛、手指麻木、眩晕、头痛、恶心、心绞痛、胃痛、消化不良、腰痛、弯腰受限等症状。

　　《精准拉伸——低头族和电脑族一学就会的脊椎养护练习》由北京体育大学杨玉冰教授及其团队在国家非物质文化传承人、正脊大师刁文鲲先生的指导下，历经三年编创而成。此套功法简单易学，只有11个动作，既可整套练习，也可以拆分成单个或多个动作分解练习。每个动作都配有演示视频，扫码即可观看。

　　限于写作时间和精力，书中若有不妥之处，敬请读者批评指正。

编者

2020 年 8 月

目录

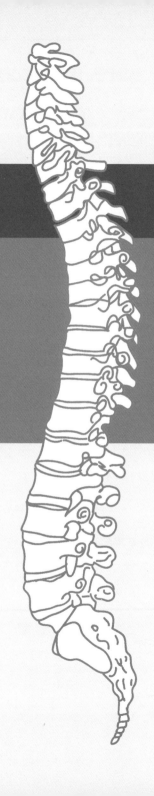

第一章

脊椎

平衡术

　　脊椎也叫脊柱，人体各脏腑器官与大脑之间的信息，是通过脊椎及脊神经构成的信息网络进行传递的。因此，维护脊椎系统相对平衡，保持生命信息传递畅通，保证组织器官功能正常运行，是人体健康之本。

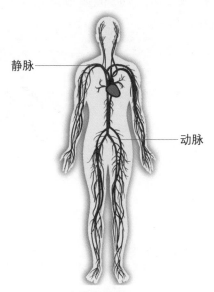

人体血液循环图

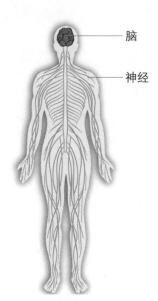

人体脊椎神经图

1. 低头的危害

● 颈部肌肉劳损

　　低头使用手机，长时间保持这个动作时，容易造成颈部前倾过度，引起身体不自然弯曲，使颈部呈现前倾状态，由此造成对颈椎肌肉的牵拉，形成颈椎肌肉紧张，久而久之会影响颈部的血液循环，造成颈部肌肉劳损，诱

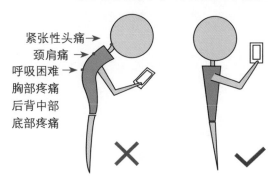

错误姿势看手机引发前头综合征

发颈部僵硬、酸痛、活动受限等问题，严重者甚至会出现睡眠不良等症状。

● **伤眼睛**

长时间看手机屏幕会刺激眼睛，引发眼部肌肉疲劳，造成视力下降。尤其在昏暗的环境下长时间看手机，更容易导致近视，严重时会诱发干眼症、白内障、青光眼、视网膜病变等。

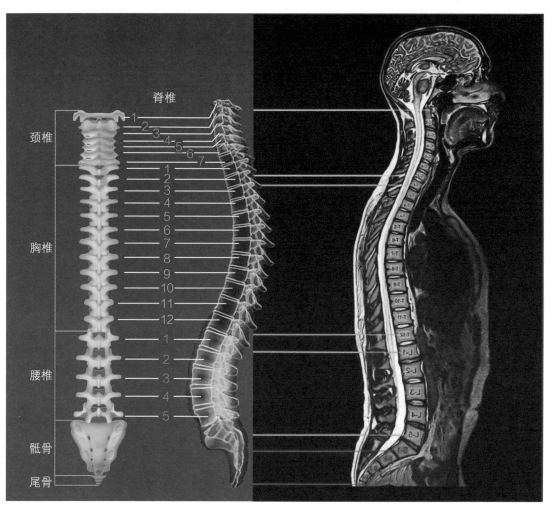

脊椎

颈椎
1
2
3
4
5
6
7

胸椎
1
2
3
4
5
6
7
8
9
10
11
12

腰椎
1
2
3
4
5

骶骨

尾骨

人体脊椎图

2. 久坐的危害

● 周身酸痛

久坐不动容易引发腰椎间盘突出、关节炎等疾病，而且久坐会增加脊椎底端的压力，导致脊椎僵化、腰酸背痛。同时颈椎长时间不动容易产生酸痛感，加速颈椎僵硬，严重的还会引起头晕、头痛等症状。

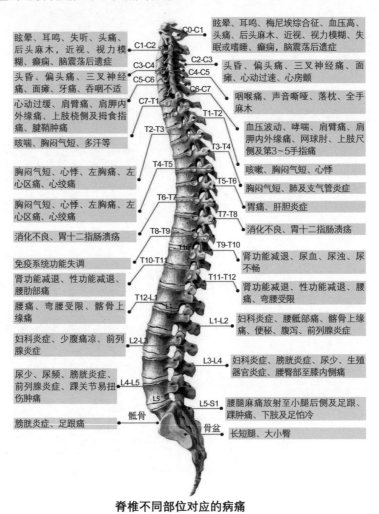

眩晕、耳鸣、失听、头痛、后头麻木、近视、视力模糊、癫痫、脑震荡后遗症 —— C1-C2

头昏、偏头痛、三叉神经痛、面瘫、牙痛、吞咽不适 —— C5-C6

心动过缓、肩臂痛、肩胛内外缘痛、上肢桡侧及拇食指痛、腱鞘肿痛 —— C7-T1

咳喘、胸闷气短、多汗等 —— T2-T3

胸闷气短、心悸、左胸痛、左心区痛、心绞痛 —— T4-T5

胸闷气短、心悸、左胸痛、左心区痛、心绞痛 —— T6-T7

消化不良、胃十二指肠溃疡 —— T8-T9

免疫系统功能失调 —— T10-T11

肾功能减退、性功能减退、腰肋部痛 —— T12-L1

腰痛、弯腰受限、髂骨上缘痛

妇科炎症、少腹痛凉、前列腺炎症 —— L2-L3

尿少、尿频、膀胱炎症、前列腺炎症、踝关节扭伤肿痛 —— L4-L5

膀胱炎症、足跟痛 —— 骶骨

C0-C1 —— 眩晕、耳鸣、梅尼埃综合征、血压高、头痛、后头麻木、近视、视力模糊、失眠或嗜睡、癫痫、脑震荡后遗症

C2-C3 —— 头昏、偏头痛、三叉神经痛、面瘫、心动过速、心房颤

C4-C5

C6-C7 —— 咽喉痛、声音嘶哑、落枕、全手麻木

T1-T2 —— 血压波动、哮喘、肩臂痛、肩胛内外缘痛、网球肘、上肢尺侧及第3~5手指痛

T3-T4

T5-T6 —— 咳嗽、胸闷气短、心悸
胸闷气短、肺及支气管炎症

T7-T8 —— 胃痛、肝胆炎症
消化不良、胃十二指肠溃疡

T9-T10 —— 肾功能减退、尿血、尿浊、尿不畅

T11-T12 —— 肾功能减退、性功能减退、腰痛、弯腰受限

L1-L2 —— 妇科炎症、腰骶部痛、髂骨上缘痛、便秘、腹泻、前列腺炎症

L3-L4 —— 妇科炎症、膀胱炎症、尿少、生殖器官炎症、腰臀部至膝内侧痛

L5-S1 —— 腰腿麻痛放射至小腿后侧及足跟、踝肿痛、下肢及足怕冷

骨盆 —— 长短腿、大小臀

脊椎不同部位对应的病痛

- **久坐伤腿**

久坐不动会导致腿部肌肉退化，还会影响腿部血液循环，使血流减慢，下肢静脉压力升高，引起脚部浮肿或静脉曲张，严重时可诱发深静脉血栓。

- **久坐致肥胖**

久坐不动会影响肠胃蠕动，由于消化液分泌减少，从而降低肠胃消化吸收能力，容易引起便秘、腹胀等症状。与此同时久坐状态下热量消耗减少，会使体重增加，引发肥胖。

3. 身体姿态与脊椎健康的关系

保持正确的坐卧行走姿势对于脊椎的健康至关重要，正确的站姿、坐姿还有一些日常的动作姿态都会对脊椎养护产生积极的作用。脊椎是人体的中轴，静力状态下，有特定的生理曲线，以此保持脊椎自身的稳定。日常活动中，脊椎要承受压力、弯曲力和旋转力等多种应力，在复杂的受力情况下维持脊椎平衡，以及矫正不良身姿对脊椎造成的失衡影响，需要良好的习惯和有效的锻炼手段。

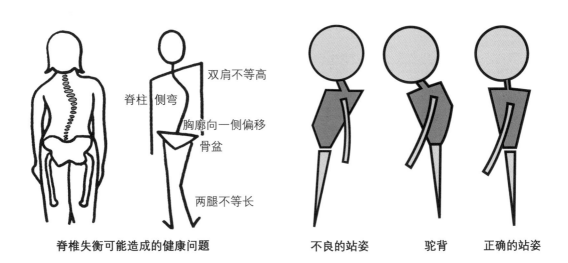

双肩不等高

脊柱 侧弯

胸廓向一侧偏移

骨盆

两腿不等长

脊椎失衡可能造成的健康问题

不良的站姿　　　驼背　　　正确的站姿

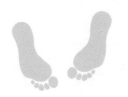 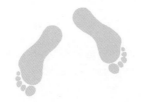 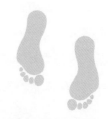

内八字脚会加重腰椎负担，导致腰酸背痛

外八字脚容易使人成为X形腿，诱发膝关节炎

走路时应挺直上身，脚跟先落地，再慢慢将重心前移至脚掌、脚尖

走路姿势对脊椎产生的影响

4. 什么是脊椎平衡?

脊椎系统的力学平衡表现为椎体关节、椎间盘、肌肉、韧带、筋膜的内平衡。从理论上讲，只有保持中正的姿势才能使这些组织结构所受到的外在负荷不会过于集中于某一组织部位，使脊椎前后左右所受到的应力均衡。然而实际上人体只要存在生理活动及功能运动，脊椎就不可能处于绝对稳定的状态，平衡也只能是一种动态的平衡。

5. 脊椎失衡的原因

脊椎有时也是脆弱的，直立行走让脊椎负重，疲劳工作、歪扭坐姿、营养不均衡等，都在缩短脊椎的寿命。

随着年龄的增长，连接两个椎体之间的椎间盘出现萎缩，由于椎间盘萎缩，导致椎间隙变窄，进而导致椎间关节错位。当脊椎的稳定性出现松动、灵活性受限、小关节错位时，表明脊椎已经处于不平衡的状态，即脊椎失衡。

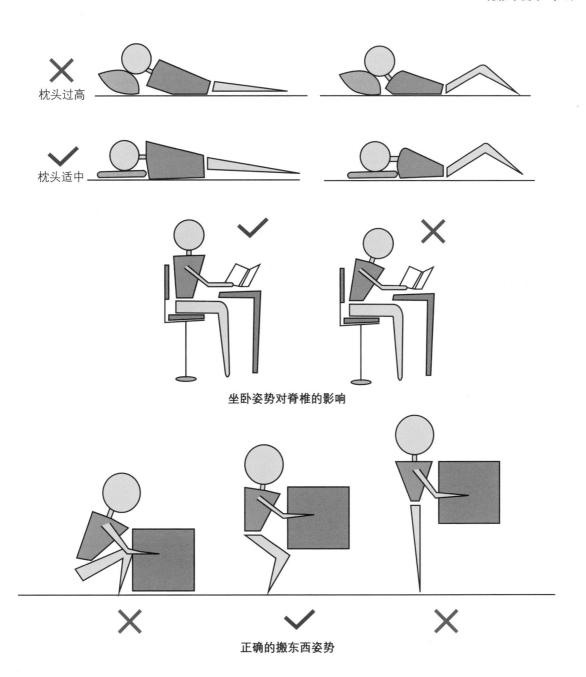

枕头过高

枕头适中

坐卧姿势对脊椎的影响

正确的搬东西姿势

6. 脊椎失衡对人体健康的危害

脊椎病源于人体脊椎系统经常处于失衡的状态。

人体脊椎的大小关节，其中有一个出现错位，都有可能引发身体不适反应，如果长期处于错位的状态，正常的生理功能活动就会从量变到质变，可能导致疾病。

7. 什么是脊椎平衡术？

导引术属于经典健身术，至今已经有两千多年的历史，因其动作简单易学，疗效显著，深受大众的喜爱。

目前流行的健身气功八段锦、易筋经、五禽戏、六字诀、导引养生功十二法、马王堆导引术、大舞、十二段锦等都属于导引术的范畴。

脊椎平衡术是在传统导引术、脊椎生物力学原理及脊椎小关节复位理论指导下，将导引术的技术特点与脊椎复位技术相结合而编创的维护脊椎平衡的新功法。

8. 脊椎平衡术的特点

（1）柔和缓慢，意在松解

柔和缓慢是中国传统健身术的特点之一，也是脊椎平衡术的运动特点之一。柔和是指身体的状态如婴儿般柔软；缓慢是指运动的速度，如轻轻飘动的浮云，如涓涓流动的溪水，速度要慢、要均匀。

松解即放松疏解，主要解决的是过度使用（疲劳）的问题。脊椎失衡的原因之一是脊椎的软组织、肌肉、神经、关节等长期过度使用，引起功能疲劳，导致脊椎结构发生变化，从而引发诸多疾病。

脊椎平衡术的每一节动作，都要求保持柔和缓慢的运动状态，持续柔和缓慢的运动可以逐渐松解脊椎的软组织、肌肉、神经和关节，从而恢复其正常功能。

（2）松紧结合，重在激活

松，主要是指形体的放松，要求全身各部高度放松；紧是相对松而言的，要求练习时适当用力。激活主要解决的是较少使用（懒惰）的问题，如果机体的某些软组织、肌肉、神经、关节等很少使用，得不到有效刺激，将会出现功能弱化。通过对这些部位的主动锻炼，将会加强和恢复其正常功能。

松紧结合是脊椎平衡术的显著特点，要求松紧各半，有助于解除肌肉软组织的粘连，滑利关节，有助于锻炼身体的薄弱环节，增强体质。紧是在松的基础上进一步进行抻拉，是对软组织、肌肉、神经、关节深层次刺激，可唤醒弱化的身体机能。

（3）意在动前，精准复位

"意"即"意识"，也称为"意念"。意识分为显意识和潜意识两种。显意识即思想、思维、逻辑等，显意识决定人的行为，是用于控制呼吸和身体动作做出实时性变化的意识。潜意识是相对于显意识而言的，接受多次重复的观念信息，人在放松时，最容易进入潜意识。

脊椎平衡术强调意在动前，强调让身体时时与意识发生作用，其实就是不断通过显意识去影响潜意识。一旦显意识所强调的观念被潜意识认可，潜意识的潜在能量会使身体产生意想不到的变化，会加快运动技能的形成并快速进入动作自动化阶段，随着身体与意识之间的进一步融合，身体的意识水平会越来越高，就会进入到"意到则气到，气到则血行，血行则病不得生"之境界。

脊椎小关节的复位需要意识对身体部位的精准把握，身体意识形成之后，意识就可以精准把握身体的各个部位，从而进行靶向复位。

（4）动息结合，着重于呼

动指动作，息指呼吸，动息结合是指动作与呼吸的配合。起吸落呼、开吸合呼是动作与呼吸配合的一般规律，也是脊椎平衡术编创的一个原则。如脊椎平衡术的激活脊椎动作，两手从两侧上举时吸气，两手下落时呼气，开肘时吸气，合肘时呼气，完全符合起吸落呼、开吸合呼的运动规律。

着重于呼，是指做呼气动作时，要加强呼气的深度和长度，这种呼气方式有助于抻拉筋膜，可以最大限度拉伸身体。如脊椎平衡术中激活腰椎的动作，必须借助呼气才能更好完成身体的旋转抻拉。

9. 脊椎平衡术的健身祛病原理

督脉被称为"阳脉之海"，对全身阳经气血有调节作用。督脉不通，阳气被困，不仅会引起体质上的虚弱，还可能出现脊柱强直、角弓反张及头重、脖子发硬、眩晕等问题。膀胱经是人体最长的一条经络，是人体最大的一个排毒通道，也是人体五脏六腑和体表之间的通道。

结构决定功能，结构发生变化必然会引起功能的异常。脊椎类疾病是由于脊椎的稳定性和灵活性出现问题，导致结构失衡，从而引发。脊椎平衡术通过对与脊椎相关的软组织、肌肉、神经、关节的松解、激活、复位，促进失衡的脊椎结构恢复到正常的状态，缓解因结构失衡引起的各类病症，使人的身体健康得到恢复。

特别提示

● 练功须知

1. 功前宜排净大便和小便。在过饱、过饥、醉酒或过度疲劳、大悲大怒以及情绪不稳定时，暂不宜练功。

2. 练功环境尽可能保持安静，光线不要太强，避免直接吹风。如遇雷电、狂风、暴雨等恶劣天气时，习练者应停止练功。

3. 练功要循序渐进，不能急于求成，功法中的许多动作属于抻拉性动作，如果用力过度不仅不会改善脊椎状况，反而会造成对脊椎的损伤。因此，做动作时一定要根据自身情况确定，以感到有疼痛为阈值，及时调整动作强度。

4. 最佳的练习时间，可以选在早上起床后和晚上睡觉前练习，早上起床后练习有助于唤醒整个脊椎的活力，晚上睡觉前练习可以让工作一天的脊椎恢复到平衡状态。

5. 习练者根据自己的时间灵活安排，没有特定的时间要求。既可整套练习，也可单式练习。

6. 练功期间原本服用药物者，勿擅自停药，请遵医嘱执行。

7. 日常生活和工作中，行走坐卧中时时注意保持脊椎平衡的意识，养成正确的坐姿和站姿。

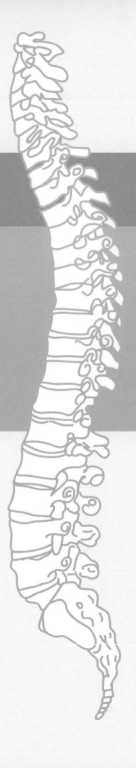

第二章

站式脊椎
平衡术

预备势

技术要领

预备势

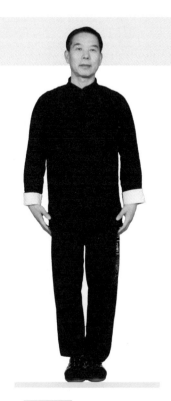

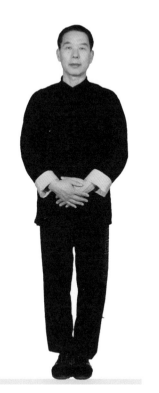

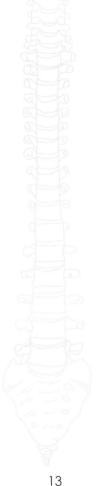

动作一： 两脚并步站立，周身放松，两掌垂于体侧，目视前方。

动作二： 双手缓缓叠盖于腹前，左手在内，下颌微内收，嘴唇轻闭，身体中正，调息吐纳3次。

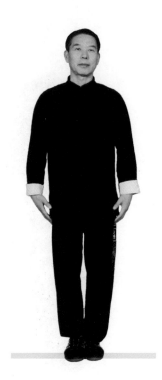

动作三: ➤ 双手由腹部自然垂至体侧。

 练习要点

1. 调息吐纳速度均匀，身体平稳。
2. 意识要放在小腹部的起伏上，不要放在呼吸上。

功理作用

1. 端正身形，调整呼吸，安定心神。
2. 男女均左手在内，左手补气，右手补血。
3. 两手叠于丹田处，有心肾相交、水火既济之功用。

第一式 激活脊椎

第一式 激活脊椎

技术要领

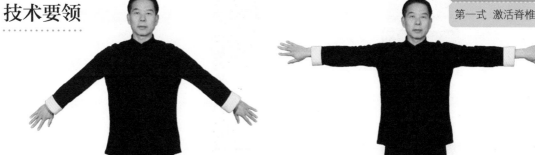

动作一： 左脚开步，与肩同宽，双臂内旋上摆至肩高，两手掌心向后；双臂动作不停，继续向上，至掌心向前；吸气。

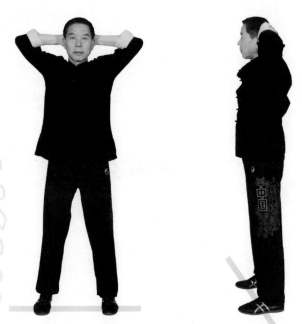

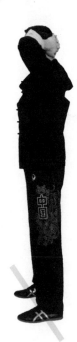

动作二: 双手交叉下落于脑后，呼气，双肩微外展；双肘内合，同时头向后撑，吸气。

。侧面

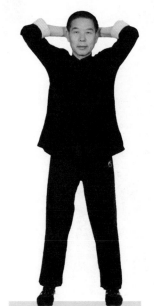

。侧面

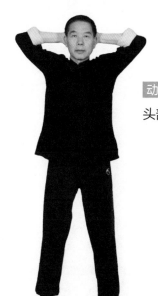

动作三: 双肘打开，头部放松，微吸气。

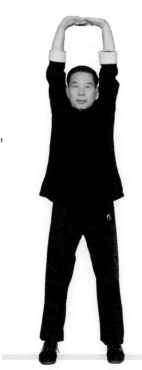

动作四: 双手交叉上撑，略停，上撑时，吸气；略停时，闭气；目视前方。

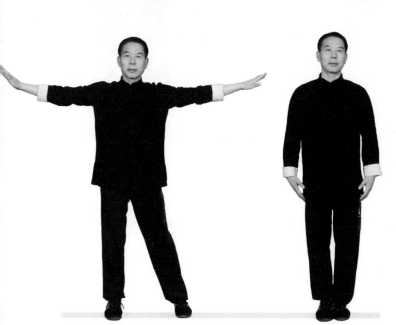

动作五: 双手打开，由身体两侧缓缓下落至体侧，呼气，收回左脚，目视前方。

17

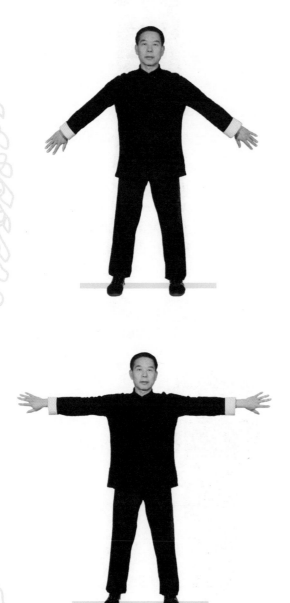

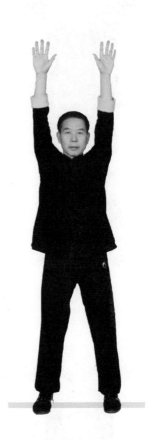

动作六: 右脚开步,与肩同宽,双臂内旋上摆至肩高,两手掌心向后;双臂动作不停,继续向上,至掌心向前;吸气。

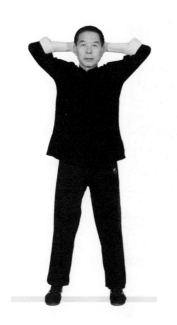

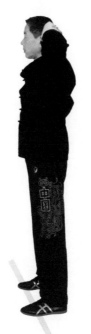

·侧面

动作七: 双手交叉下落于脑后,呼气,双肩微外展;双肘内合,同时头向后撑,吸气。

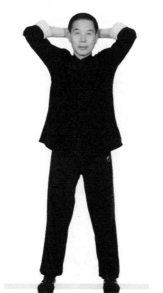

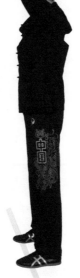

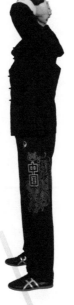

·侧面

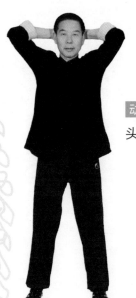

动作八：双肘打开，头部放松，微吸气。

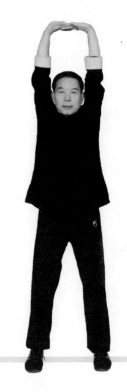

动作九：双手交叉向上撑，略停，上撑时，吸气；略停时，闭气；目视前方。

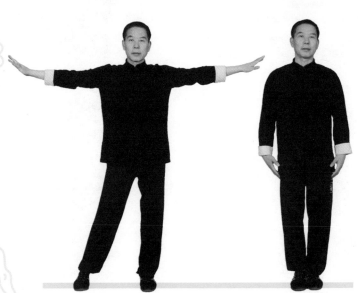

动作十：双手打开，由身体两侧缓缓下落至体侧，呼气，收回左脚，目视前方。

练习要点

1. 两臂从两侧上举时，用上臂带动肋骨上提。
2. 头向后撑时，颈部也要有后撑之力。
3. 合肘时，颈椎向后用力，两掌向前用力，产生对抗力。
4. 双手向上撑时，同时收小腹、脚趾抓地。
5. 意念以感知动作为主，要随着动作的变化而变。

👇 **功理作用**

1. 双臂上举，可以调整脊柱，牵拉胸椎，疏肝理气。
2. 双肩外展可以激活颈椎第4～颈椎第7、胸椎第1～胸椎第5；双肘内合，同时头向后撑，可以激活整个颈椎；双肘打开，头部放松，可以松解整个颈椎。
3. 双手上撑闭气，可以激活整个脊椎。
4. 双手缓缓下落，有利于脊柱的松解。
5. 充分抻拉整个脊柱；疏肝理气。

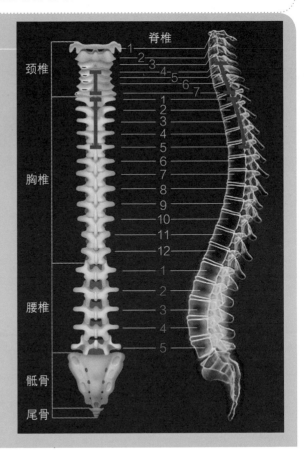

第二式	举臂运目

技术要领

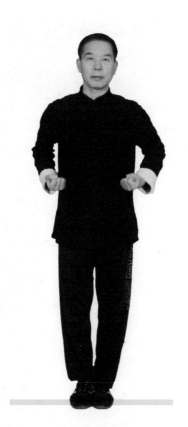

动作一：▶ 双手抱拳于腰间，目视前方。

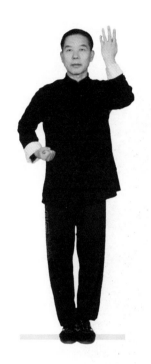

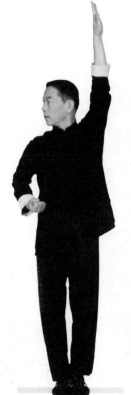

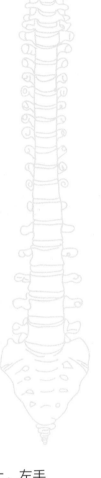

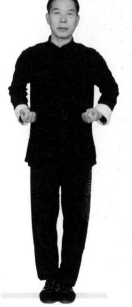

动作二: 左手指尖向上，左手上举至耳侧，目视前方；左手继续向上拔，同时，头水平向右转。然后收回手臂，头转正。

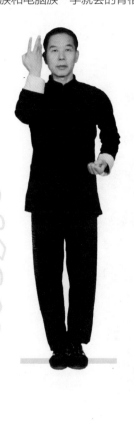

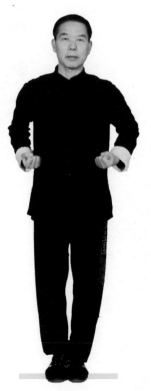

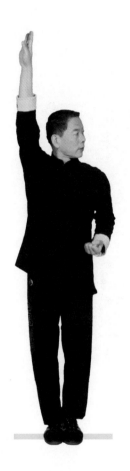

动作三: 与动作二相同，但是方向相反。

动作四：▶同动作二。

动作五：▶同动作三。

动作六：▶ 左手指尖向上，上举至耳侧，同时，头向下低45°；左手继续向上拔，同时，低头向右转。然后收回。

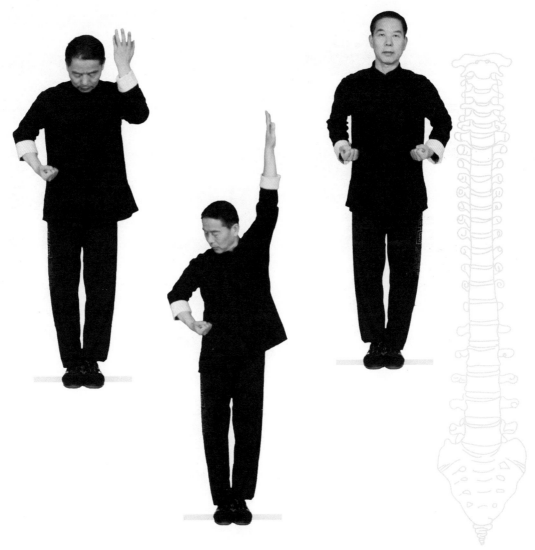

动作七： 与动作四相同，但是方向相反。

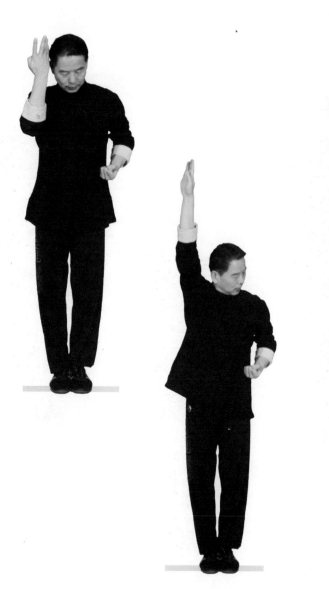
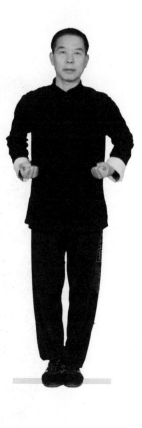

动作八: 同动作六。

动作九: 同动作七。

动作十: 双手手背相对，自胸前上举；动作不停，双手继续上举，眼随手走。举至最高处，双手向身体两侧画圆，缓缓落于身体两侧。

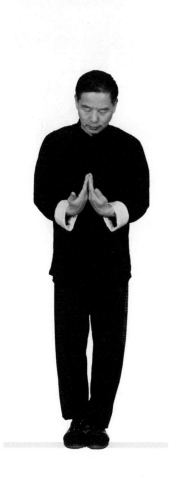
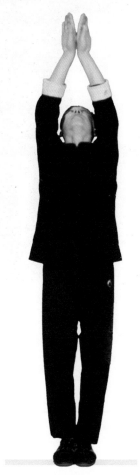
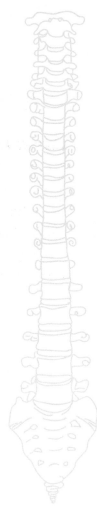

以上动作共做4次。

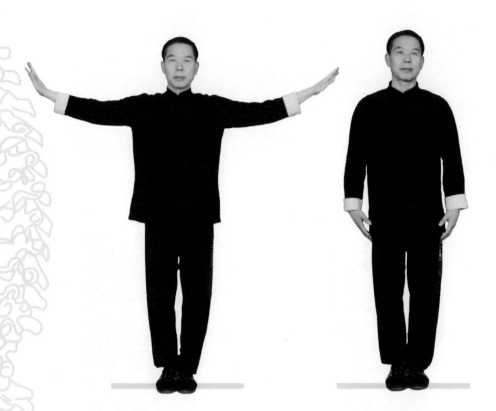

 练习要点

1. 转头动作要连贯流畅，幅度尽可能大。

2. 低头时，立身，收紧下颌。

3. 向上穿掌时，要旋臂，指尖要有向上穿之意。

4. 手臂上举时吸气，略停顿时，继续缓慢吸气，下落时呼气。

5. 初学时，意念以感知动作为主。

6. 动作进入自动化后，要意守大椎穴。

功理作用

1. 左右转头、穿掌，可以有效刺激颈部及肩部肌肉，牵拉韧带，同时激活颈椎第3～6节及其脊神经。

2. 左右低头、转头、穿掌，可以有效刺激颈部及肩部肌肉，牵拉韧带，同时激活颈椎第5～7节及胸椎第1～2节及其脊神经。

3. 抬头、低头、双掌上穿，可以有效刺激颈部及肩部肌肉，牵拉韧带，同时激活颈椎第1～2和第5～7节及其脊神经。

4. 松解、激活颈部及肩部肌肉，牵拉韧带，有效调节脊椎灵活度和脊神经活性。

5. 疏肝理气，调节心肺功能。

6. 通过活动颈椎，可以刺激大椎穴，起到升发阳气的作用，还可调节手足三阳经和督脉，改善颈部血液循环，提高颈部灵活性，有效预防颈部疾病和缓解颈部疼痛症状。

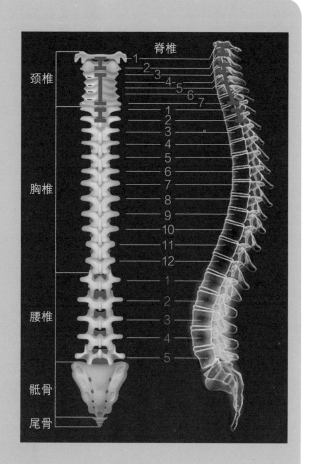

第三式　旋转寰枢

第三式　旋转寰枢

技术要领

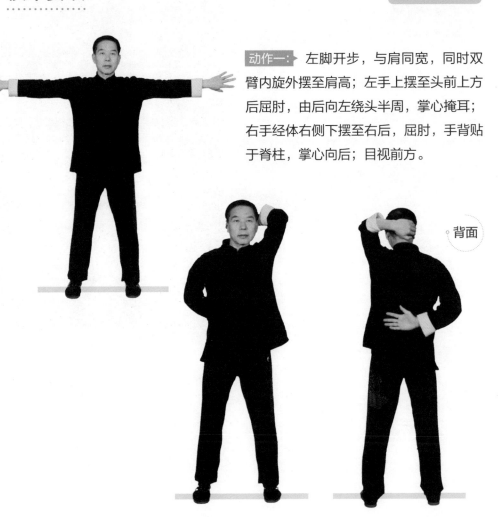

动作一： 左脚开步，与肩同宽，同时双臂内旋外摆至肩高；左手上摆至头前上方后屈肘，由后向左绕头半周，掌心掩耳；右手经体右侧下摆至右后，屈肘，手背贴于脊柱，掌心向后；目视前方。

背面

动作二： 头左转，左手中指按压右耳郭，手掌扶按玉枕，展臂扩胸；眼随左手动，定式后视左上方；动作稍停。屈膝，同时，上体右转，左臂内收，含胸，目视右脚跟，动作稍停。

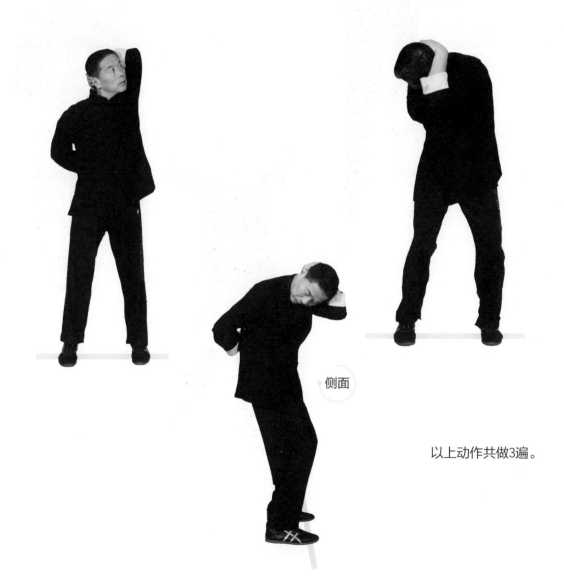

侧面

以上动作共做3遍。

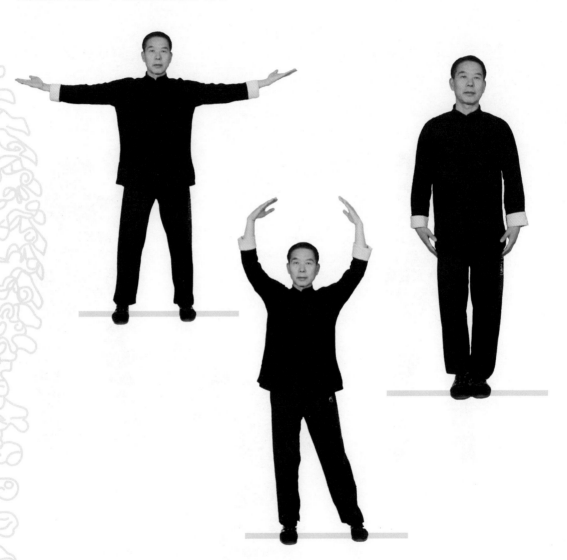

动作三: 直膝，身体转正；左手向上经头顶上方向下至侧平举，同时，右手经体侧向上至侧平举，两掌心向下；目视前方。双手上抱，同时，重心右移；动作不停，并步，双手经体前下按至胯前。

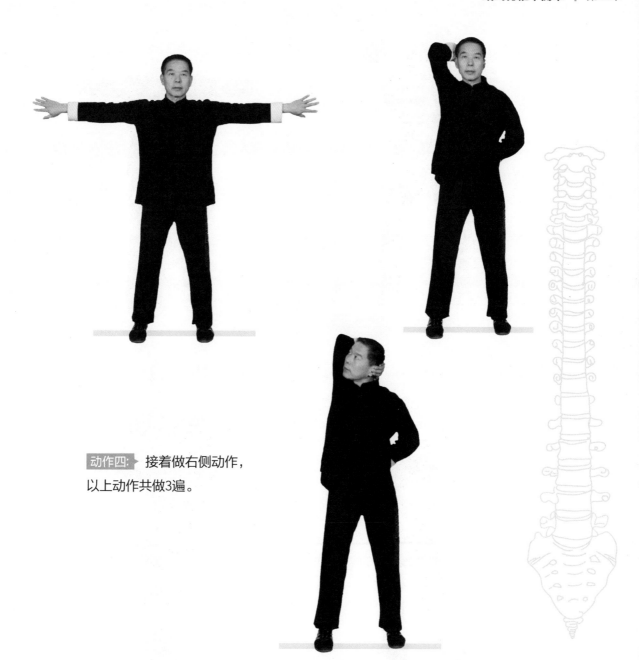

动作四： 接着做右侧动作，
以上动作共做3遍。

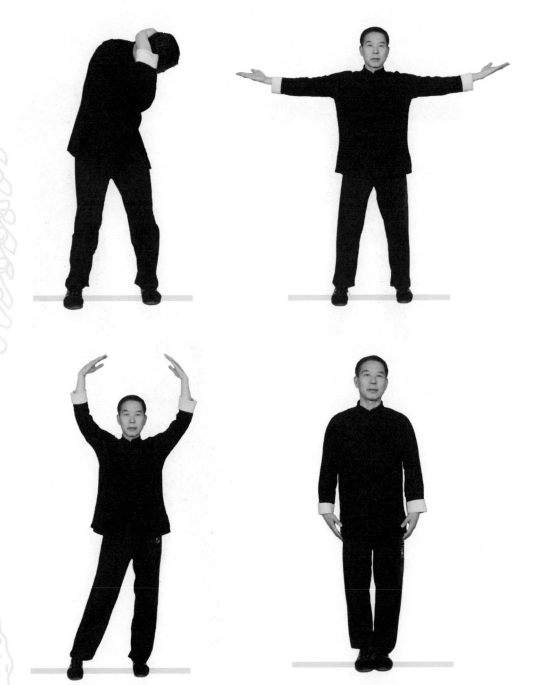

练习要点

1. 向上转头时，尽量做到转头不转颈；低头时，要紧收下颌。

2. 低头转身后视时，要先松腰，再依次转胸、转头。

3. 每个定式都要求做到对拉拔长，尽量用力；身体自然弯曲转动，协调一致。

4. 扩胸展臂时吸气，松肩合臂时呼气。

5. 向上转头时，意想下颌找耳尖；低头转身后视时，要意守大椎穴。

👌 功理作用

1. 通过身体的扭曲、伸展等运动，使全身真气开、合、起、闭，脾胃得到柔和的按摩，肾得以强健；并具有疏通玉枕关、夹脊关等要穴的作用。

2. 可提高颈肩部、腰背部肌肉力量，有助于改善人体各关节的活动功能。

3. 向上转头时，可以刺激颈椎第1~3节，有助于颈椎枕寰枢关节的复位。

4. 向后转头时，可以刺激颈椎第4~7节及胸椎第1~2节，有助于颈椎第1~2小关节及颈椎第4~7小关节的复位。

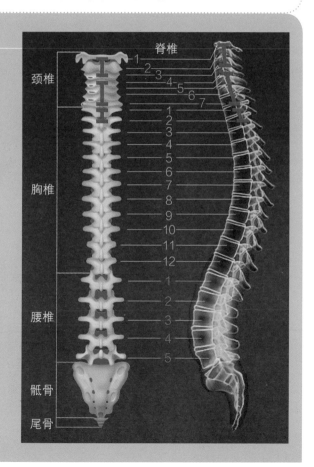

第四式 含胸拔背

第四式　含胸拔背

技术要领

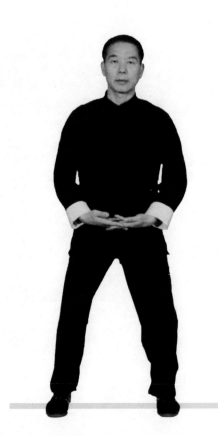

动作一： 左脚开步，与肩同宽，脚尖朝前，双腿微屈，双手交叉，目视前方。

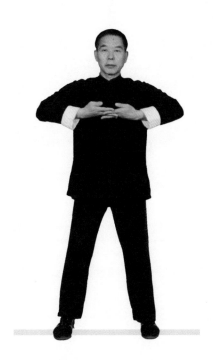

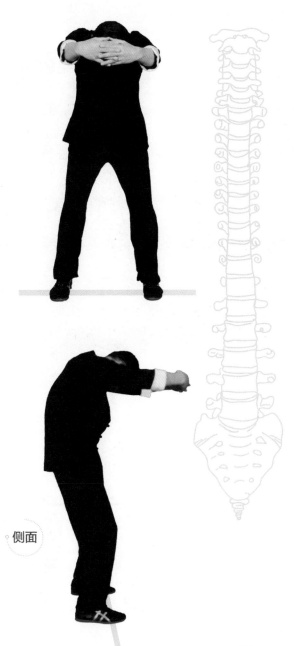

动作二: 上托至膻中穴处，同时双腿随之逐渐伸直，吸气；双手内旋，掌心向内；手背前推，双腿随之微屈，下颌内收，头向下低，目视下方，胸椎逐渐后顶，呼气。

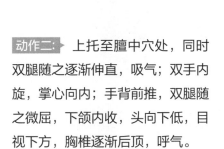

侧面

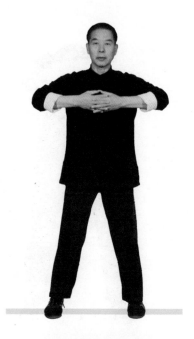

动作三： 双手掌心向内收回至膻中穴附近，同时头随之向上抬，双腿逐渐伸直，胸椎逐渐回正，目视前方，吸气。双手背前推，同时双腿随之微蹲，下颌内收，头向下低，目视下方，胸椎逐渐后顶，呼气；以上动作共做2次。

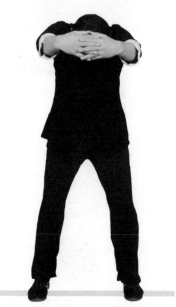

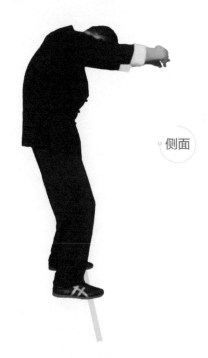

侧面

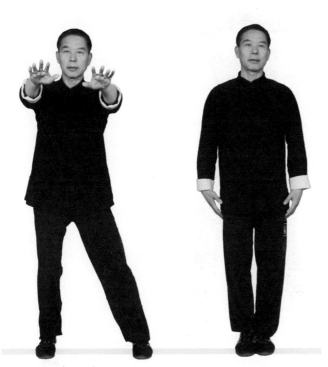

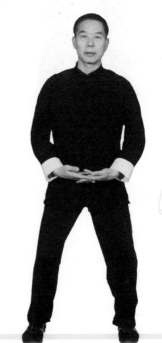

动作四：双手旋转，掌心向下，同时头随之抬起，胸椎逐渐回正，重心右移，左脚向右脚靠拢，双腿逐渐伸直；双手变按掌缓缓收于体侧。

动作五：右脚开步，与肩同宽，脚尖朝前，双腿微屈，双手交叉，目视前方。

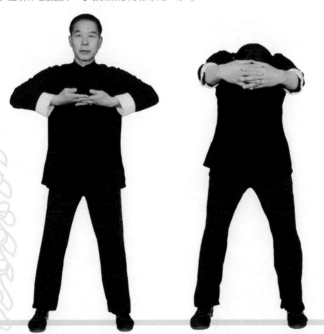

动作六： 上托至膻中，同时双腿随之逐渐伸直，吸气；双手内旋，掌心向内；手背前推，双腿随之微屈，下颌内收，头向下低，目视下方，胸椎逐渐后顶，呼气。

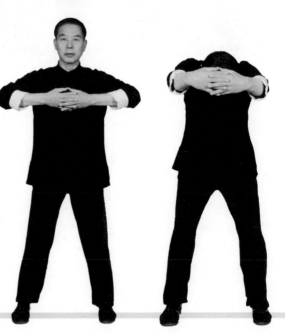

动作七： 双手掌心向内收回至膻中，同时头随之向上抬，双腿逐渐伸直，胸椎逐渐回正，目视前方，吸气。双手背前推，同时双腿随之微蹲，下颌内收，头向下低，目视下方，胸椎逐渐后顶，呼气；以上动作共做2次。

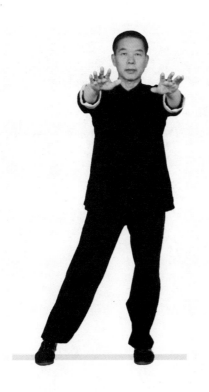

动作八：双手旋转，掌心向下，同时头随之抬起，胸椎逐渐回正，重心左移，右脚向左脚靠拢，双腿逐渐伸直；双手变按掌缓缓收于体侧。

 练习要点

1. 双手掌背前推时，手肘微曲，胸椎后顶要充分，不要弯曲腰椎。

2. 双手掌背前推和胸椎后顶要有对拉拔长的平衡劲力。

3. 双手上托时，吸气；前推时，呼气；略停时，继续缓慢呼气；双手回收时，吸气。

4. 双手上托时，意想气从丹田托至膻中。

5. 双手前推时，要意守背部的夹脊关。

功理作用

1. 可牵拉两肋，刺激肝胆；刺激大椎穴，可调节五脏。

2. 使颈椎、胸椎外部肌肉得到充分牵拉，有利于对颈椎、胸椎运动不适的预防和调治。

3. 松解胸椎第1～5节，有助于胸椎第1～5小关节的复位。

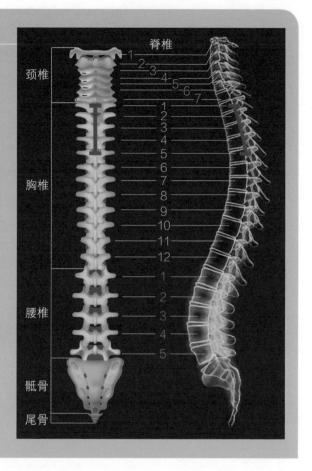

脊椎

颈椎
1
2 3
4 5
6
7

胸椎
1
2
3
4
5
6
7
8
9
10
11
12

腰椎
1
2
3
4
5

骶骨

尾骨

第五式 挺胸夹脊

第五式 挺胸夹脊

技术要领

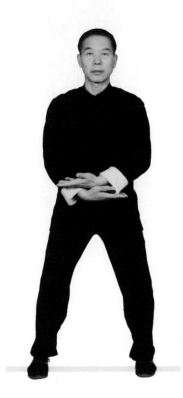

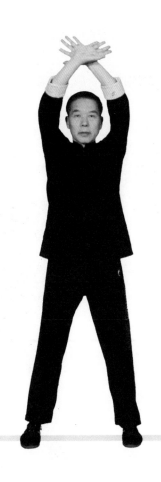

动作一： 左脚开步，与肩同宽，同时，微微屈膝，双腕于腹前交叉；双手上举至头正上方，然后自身体两侧画圆缓缓落至身后，双手十指交叉，掌心向上，目视前方。

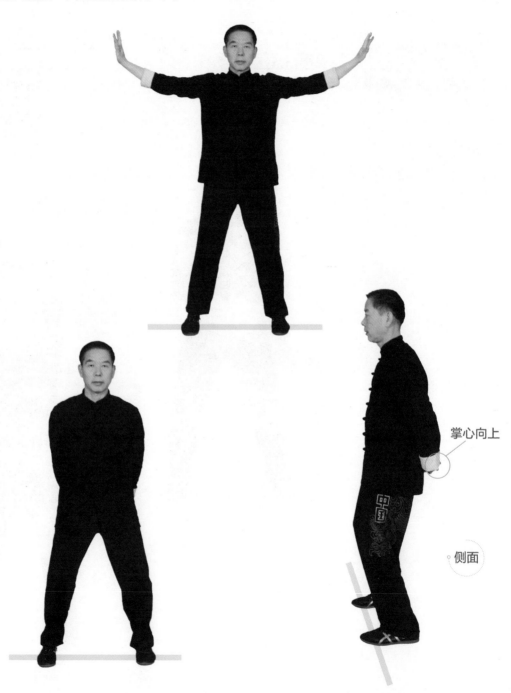

掌心向上

侧面

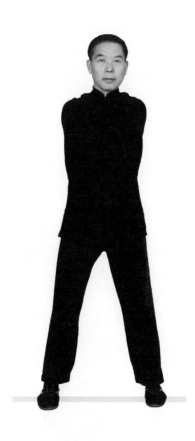

动作二： 百会上顶，两肩外展挺胸，同时双手下按，双腿逐渐伸直，吸气；松肩含胸，双手随之上提，双腿微屈，呼气；以上动作共做3次。

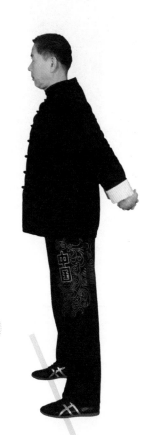

侧面

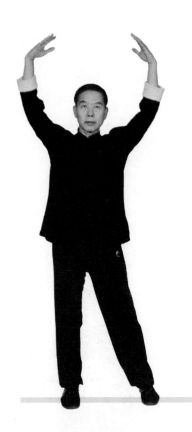

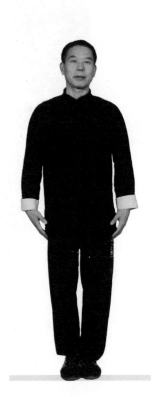

动作三: 重心右移,左脚向右脚靠拢并步,双腿逐渐伸直,同时双手掌随手臂外旋,掌心向上,双臂上举至头顶正上方,随之掌心向下经面前、胸前下落至腹前,最后至身体两侧,目视前方。

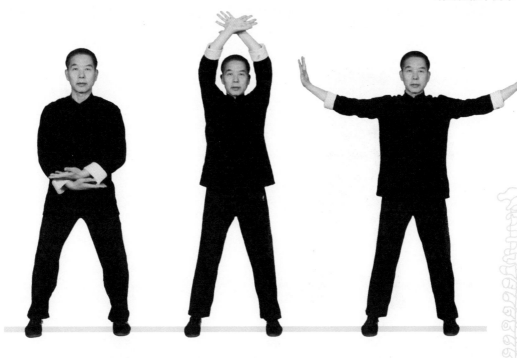

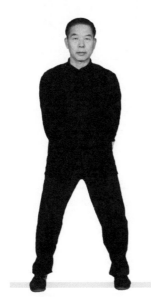

动作四： 右脚开步，与肩同宽，同时，微微屈膝，双腕于腹前交叉；双手上举至头正上方，然后自身体两侧画圆缓缓落至身后，双手十指交叉，掌心向上，目视前方。

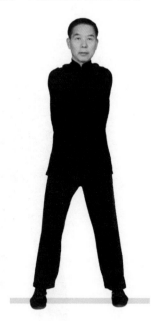

动作五: 百会上顶,两肩外展挺胸,同时双手下按,双腿逐渐伸直,吸气;松肩含胸,双手随之上提,双腿微屈,呼气;以上动作共做3次。

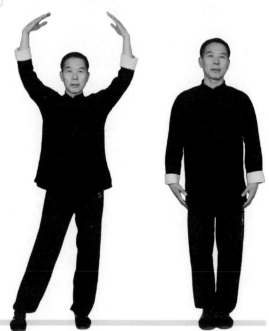

动作六: 重心左移,右脚向左脚靠拢并步,双腿逐渐伸直,同时双手掌随手臂外旋,掌心向上上举至头顶正上方,随之掌心向下经面前、胸前下落至腹前,最后至身体两侧,目视前方。

练习要点

1. 挺胸、展肩时，双手要有向下、向后的撑力，并保持3秒，要保持深长缓慢的呼吸，尽量不要出现闭气现象。

2. 两掌外开画圆，要尽量舒胸展体，身体中正，切勿左右倾斜。

3. 两臂上抱时，吸气；下落交叉时，呼气。

4. 两臂上撑时，吸气；意想百会上顶；略停时，继续缓慢吸气；下落时，呼气；意想气沉丹田。

功理作用

1. 双肩外展、挺胸并配合呼吸，可祛除胸闷等身体不适，并有利于对胸椎不适的预防和调治。

2. 激活胸椎第1～5节周围的肌肉，拉伸韧带，有利于胸椎第1～5节小关节的复位。

3. 双肩外展、挺胸可打开胸部的膻中穴和肺经的云门穴，两臂上举划弧及后撑可疏通手太阴肺经和手少阴心经。

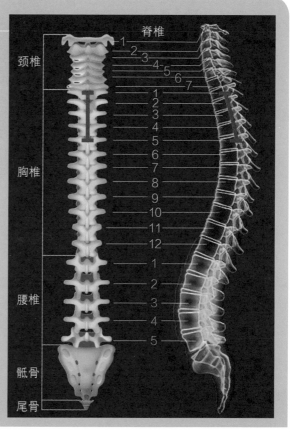

第六式　左右旋转

第六式　左右旋转

第六式　左右旋转

技术要领

侧面

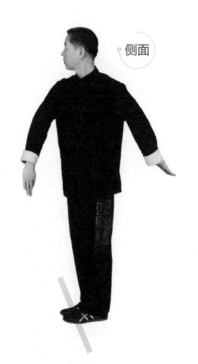

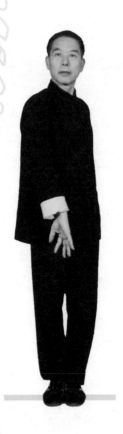

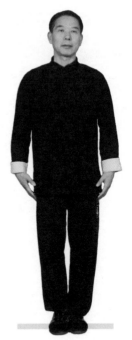

动作一：目视前方，右手手掌随手臂内旋，掌心向外，手肘微微弯曲带动身体以脊柱为轴经前方向左侧转动45°～90°，动作稍停，然后身体回正。

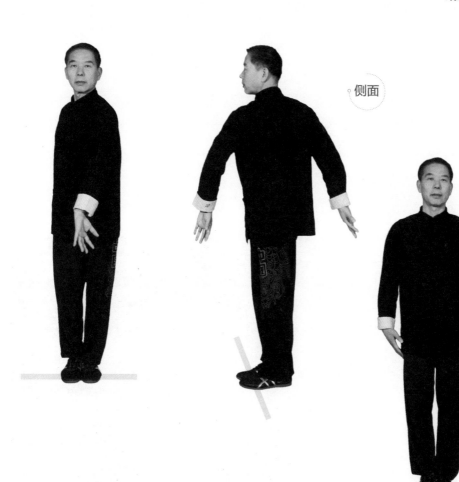

侧面

动作二： 目视前方，左手手指尖向下，手肘微微弯曲带动身体以脊柱为轴经后方向右侧转动45°～90°，动作稍停，然后身体回正。以上动作共做3次。

练习要点

1. 身体向左、右后方转动时，吸气；身体转正时，呼气。

2. 身体旋转时，两臂同时进行内旋和外旋，两脚十趾抓地，同时要保持头部和髋关节不动。

3. 双肩始终与胸背保持在同一平面。

4. 意守命门。

功理作用

1. 躯干的扭转可有效促进全身气血的运行，有利于对颈、肩、背、腰运动不适的预防与调治。

2. 松解、激活颈部、胸部、腰背部肌肉及韧带，有利于颈椎、胸椎、腰椎相关部位的小关节复位。主要松解和激活胸椎第5~8节。

3. 肝胆位于躯干中部，通过左右旋转，脚趾抓地，可起到对肝胆部位进行柔和按摩的作用，同时梳理肝胆之气。

4. 头部、髋部不动，通过肩部左右旋转，可有效激活位于颈肩处的胆经相关穴位和经络。

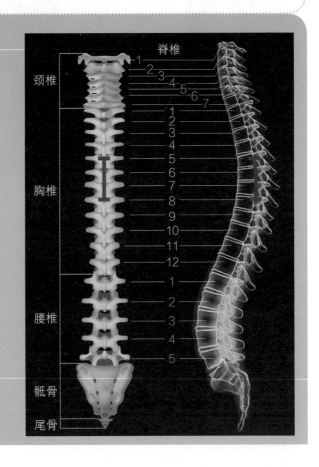

第七式　上步侧拉

第七式　上步侧拉

技术要领

动作一：双手掌心相对，双臂上举至肩高，沉肩坠肘。

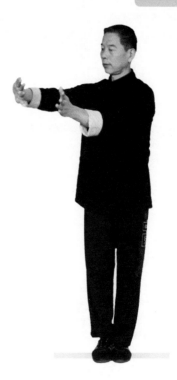

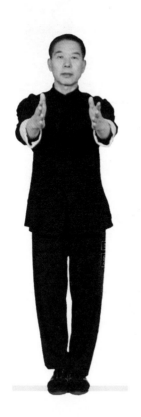

动作二：双手掌心向右，双臂侧水平外摆45°，眼随手走。

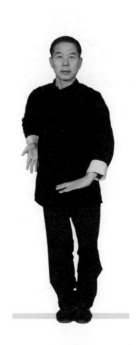

动作三： 身体转正，左手按掌，掌心向下，右手收至腰间，同时微微屈膝。

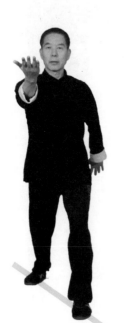

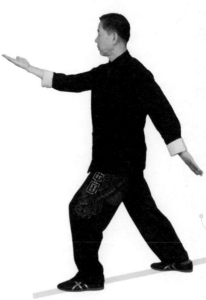

动作四： 左脚向前上步成弓步，同时右手掌心向上，上托至与肩平齐，右手不动，左手后摆。

侧面

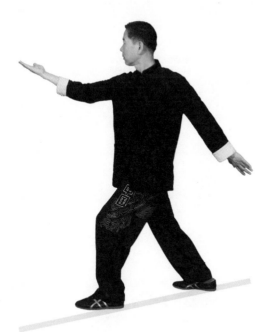

动作五: 左手手臂带动身体以脊柱为轴向左后侧旋扭。

动作六: 双手上举至肩高,掌心向下,同时重心后移,后腿屈膝,前腿伸直,脚尖跷起成虚步;双手变掌下按,缓缓收回至身体两侧,同时前脚向后脚靠拢,两腿逐渐伸直,目视前方。

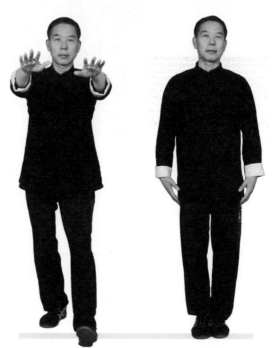

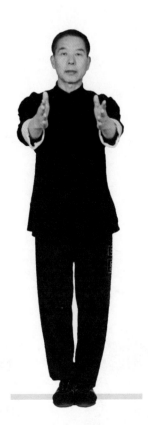

动作七： 双手掌心相对，上举至肩高，沉肩坠肘。

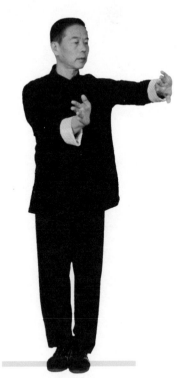

动作八： 双手掌心向左，双臂侧水平外摆45°，眼随手走。

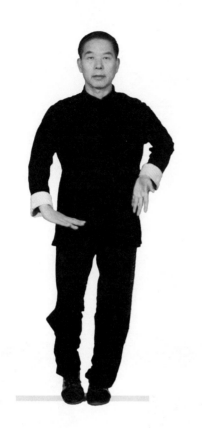

动作九： 身体转正，右手掌心向下按掌，左手收至腰间，同时微微屈膝。

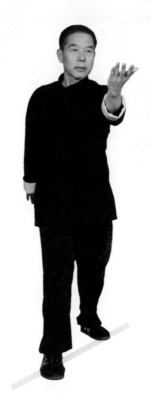

动作十： 右脚向前上步成弓步，同时左手掌心向上，上托至与肩平齐，左手不动，右手后摆。

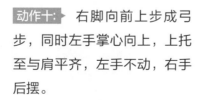

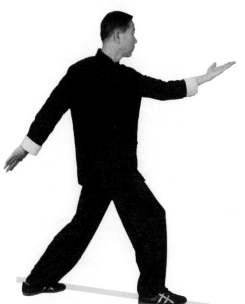

动作十一： 右手手臂带动身体以脊柱为轴向右后侧旋扭。

动作十二： 双手上举至肩高，掌心向下，同时重心后移，后腿屈膝，前腿伸直，脚尖跷起成虚步；双手变掌下按，缓缓收回身体两侧，同时前脚向后脚靠拢，两腿逐渐伸直，目视前方。

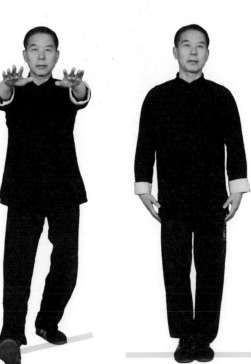

练习要点

1. 呈弓步时，要气沉丹田。
2. 后臂向后抻拉时，要意守抻拉的胸椎部位。
3. 呈弓步时，脚后跟不能拔起，上体正直，重心不要前移，髋关节要下沉。
4. 后臂向后抻拉时，前臂要固定不动，要依次拉开胸椎第1~12节。

功理作用

1. 通过对胸椎的旋拧，可以使胸椎复位，增强胸椎的灵活性和稳定性，并能有效改善胸椎小关节紊乱导致的疼痛症状。
2. 疏肝理气，调理心肺。

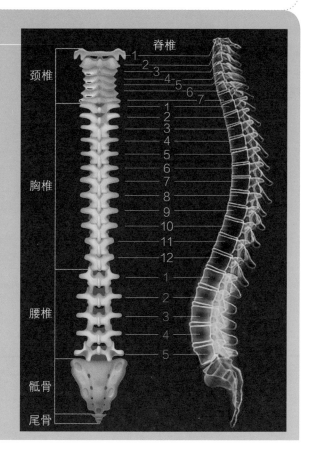

第八式 弓步抻拉

第八式 弓步抻拉

技术要领

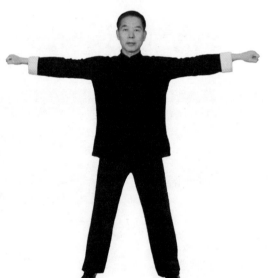

动作一： 左脚开步，与肩同宽，同时双手握空拳，举至肩高，目视前方。

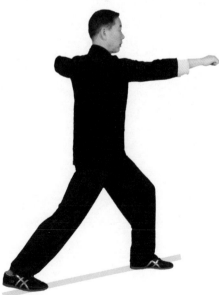

动作二： 左手沿身体左侧向下，然后向上画弧至肩高，右手沿身体右侧向上经头部画弧至肩高，同时左腿屈膝成弓步，重心在两腿之间，目视前方。

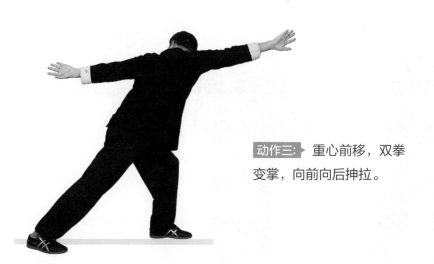

动作三: ▶ 重心前移，双拳
变掌，向前向后抻拉。

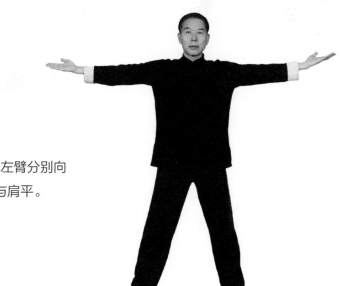

动作四: ▶ 右臂左臂分别向
上向下划弧至与肩平。

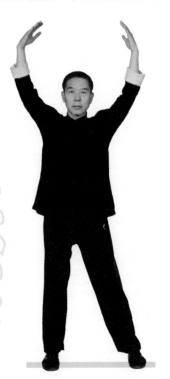

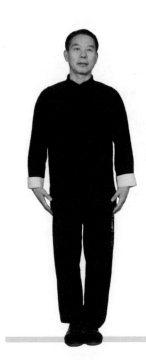

动作五: 两臂向上抱圆，同时左脚收回，双手变掌下按，最后至身体两侧。

动作六: 右脚开步，与肩同宽，同时双手握空拳，举至肩高，目视前方。

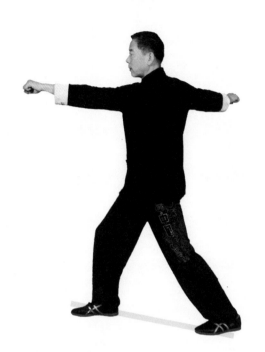

动作七：右手沿身体右侧向下，然后向上画弧至肩高，左手沿身体左侧向上，经头部画弧至肩高，同时右腿屈膝成弓步，重心在两腿之间，目视前方。

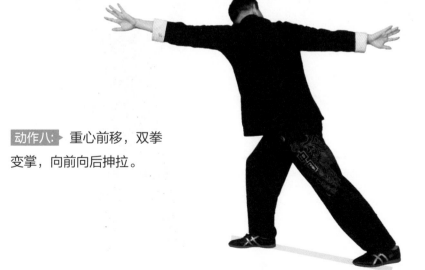

动作八：重心前移，双拳变掌，向前向后抻拉。

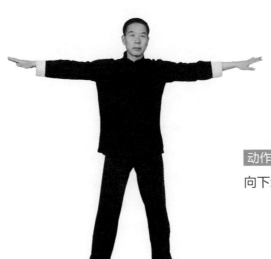

动作九: 左臂右臂分别向上向下划弧至与肩平。

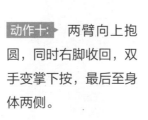

动作十: 两臂向上抱圆，同时右脚收回，双手变掌下按，最后至身体两侧。

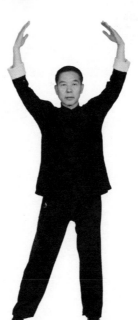

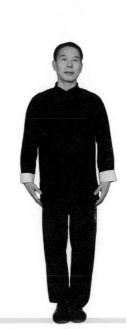

练习要点

1. 两臂侧举时，吸气；呈侧平举停顿时，呼气。

2. 抡臂时，吸气；侧平举时，呼气；两臂呈弓步侧拉时，呼气3～4次。

3. 两臂呈弓步侧拉时，要意守抻拉部位。

功理作用

1. 可使腰部肌肉得到充分牵拉，有利于对腰椎运动不适的预防和调治。

2. 斜向牵拉有助于腰椎第1～3小关节的复位。

3. 两臂旋拧，可激活手三阴经和手三阳经；弓步蹬转可激活足三阴经。

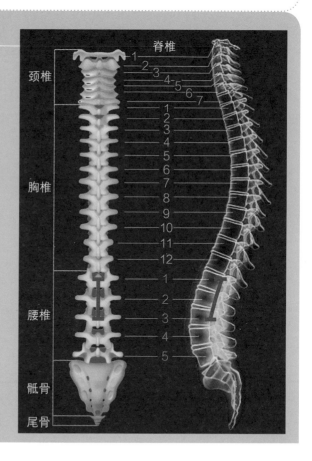

第九式　提膝前伸

第九式　提膝前伸

技术要领

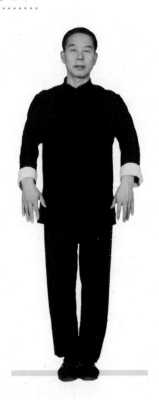

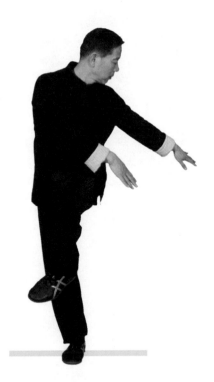

动作一： 两臂前摆，左腿提膝，同时双手向左后方摆手，眼看手的方向。

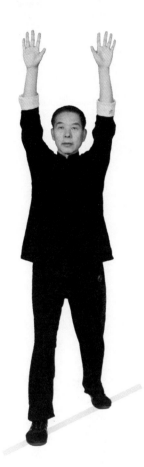

动作二： 左腿后撤成右弓步，同时双手上举，重心在两腿之间，目视前方。

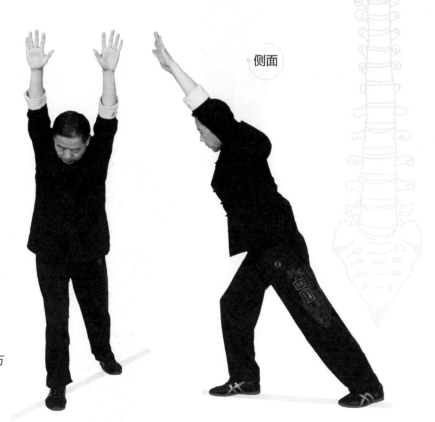

侧面

动作三： 然后重心前移，目视前下方，双手向前上方拔长。

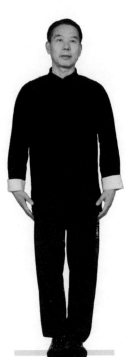

动作四: 重心移至右腿，双手缓缓下按，同时收回左脚，双手慢慢收回至身体两侧。

动作五: 两臂前摆，右腿提膝，同时双手向右后方摆手，眼看手的方向。

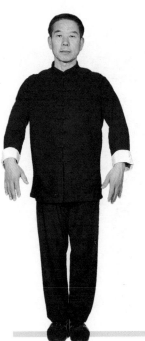

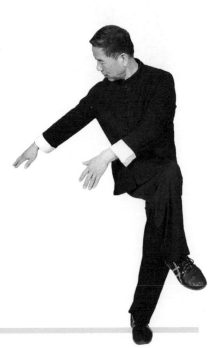

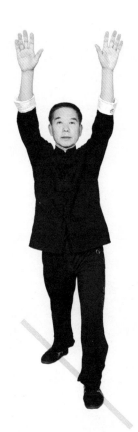

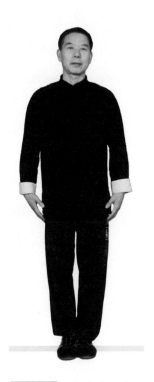

动作六: 右腿后撤成左弓步，同时双手上举，重心在两腿之间，目视前方。

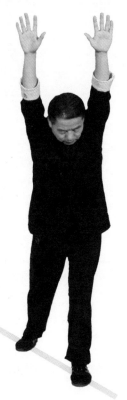

动作八: 重心移至左腿，双手缓缓下按，同时收回右脚，双手慢慢收回至身体两侧。

动作七: 重心前移，目视前下方，双手向前上方拔长。

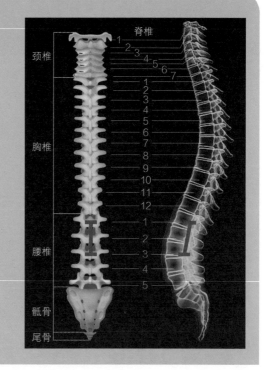

练习要点

1. 提膝时，吸气；摆动腿后撤呈弓步时，呼气；两臂前伸时，吸气；并步落掌时，呼气。
2. 斜向提膝时，意守命门。
3. 双手向前上方拔伸时，要意想手指与脚后跟有斜向抻拉之意。
4. 双手向前上方拔伸时，后脚同时向后撑，注意脚跟不离地，使得脊柱充分拔长。
5. 斜向提膝时，要缓慢提起，完成定式动作时，膝关节向斜上方用力，两臂向相反方法用力，形成斜向的对拉力。

功理作用

1. 可使腰部肌肉得到充分牵拉，有利于对腰椎运动不适的预防和调治。
2. 双手向前上方拔伸，后脚同时向后撑，可以激活腰椎第 1～3节，同时打开肩关节和髋关节。
3. 斜向提膝，两臂后摆，有利于腰骶椎小关节的复位。
4. 双手向前上方拔伸可激活手三阴和手三阳经，后脚后撑可激活腿内侧足三阴经。

脊椎

颈椎 1
2 · 3 · 4 · 5
4 · 5 · 6 · 7

胸椎 1
2
3
4
5
6
7
8
9
10
11
12

腰椎 1
2
3
4
5

骶骨

尾骨

第十式 摆臀调尾

第十式 摆臀调尾

技术要领

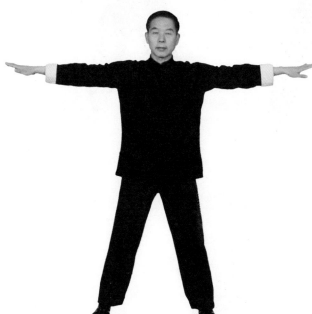

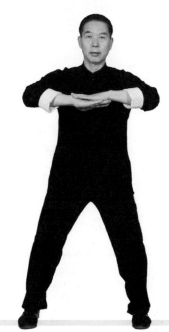

动作一： 左脚开步，与肩同宽，脚尖朝前，同时双手内旋上摆画圆，经头上方向下按掌至胸前，随之双腿微屈，目视前方。

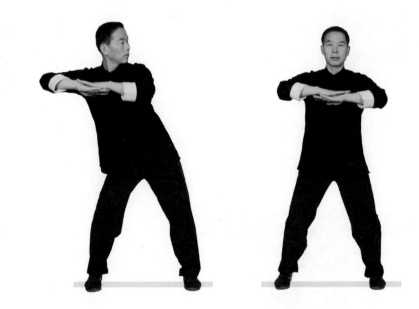

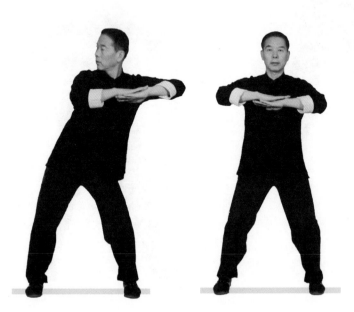

动作二： 左髋向左上方顶，同时右手手肘向右顶，目视左方，然后回正。右髋向右上方顶，同时左手手肘向左顶，目视右方，然后回正。以上动作共做2次。

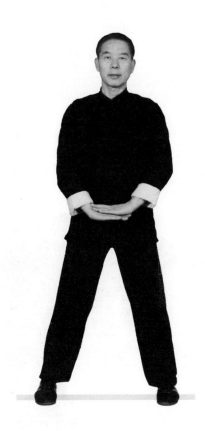

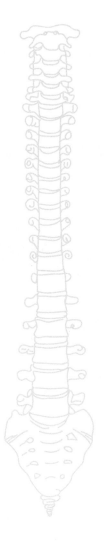

动作三: 双掌下按,同时直膝,目视前方;动作不停,双掌下按,身体前俯至与地面平行,目视地面。

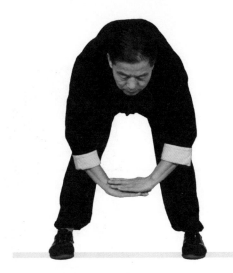

动作四：双手固定不动，头向左转，眼睛随转头向正后方瞧，同时向左顶髋，然后回正。头向右转，眼睛随转头向正后方瞧，同时向右顶髋，然后回正。
以上动作共做2次。

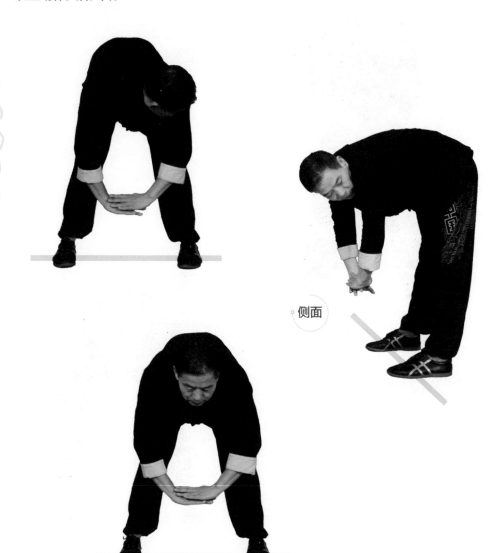

。侧面

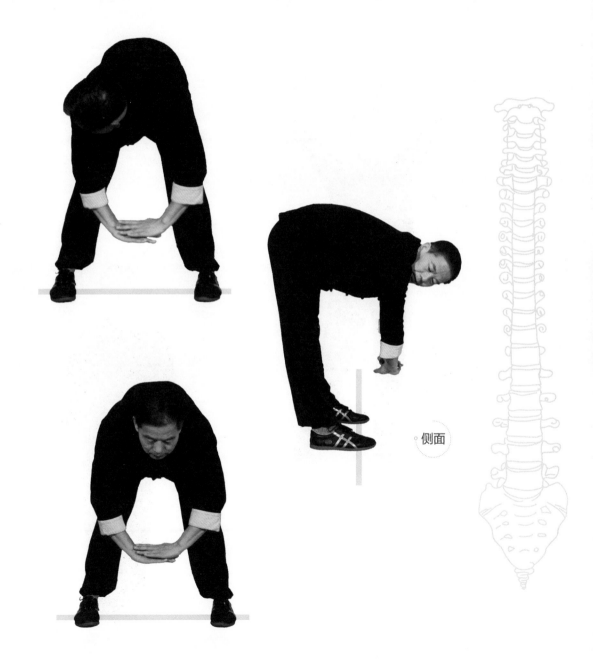

侧面

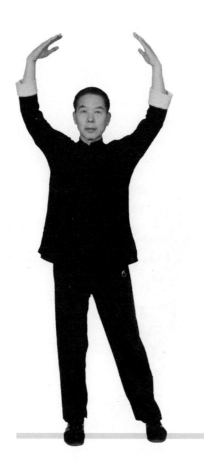

动作五: 双手打开,缓缓起身,双手掌心向上,抱圆至头上方,然后双手缓缓下按,最后至身体两侧。

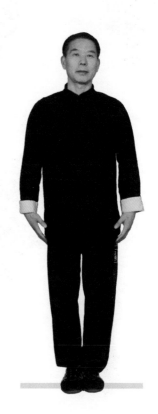

接着,开右步做同样动作。

(i) 练习要点

1. 顶肘摆臀时，吸气；身体回到中正位置时，呼气。

2. 左右摆臀时，吸气；身体回到中正位置时，呼气。

3. 顶肘摆臀要有对拉的劲力。

4. 转头摆臀，要形成相向运动。

5. 动作幅度尽量大，牵拉才能充分。

6. 整个动作过程中要意守尾骨处的长强穴。

🖐 功理作用

1. 顶肘摆臀可充分牵拉胸椎第5～12节。

2. 转头摆臀，可激活胸椎至腰椎的肌肉，调节胸椎至腰椎的小关节。

3. 有利于对腰部运动不适的预防与调治。

4. 左右摆尾和掉尾可激活尾骨处的长强穴，有利于打通尾闾关。

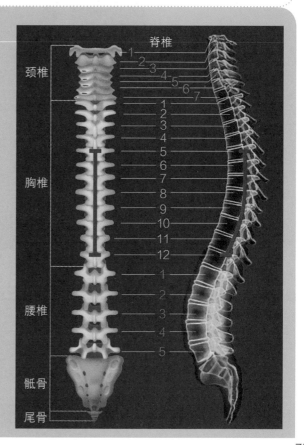

第十一式 松解脊椎

第十一式 松解脊椎

技术要领

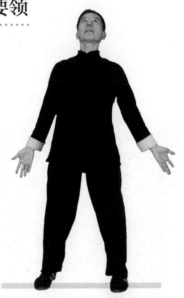

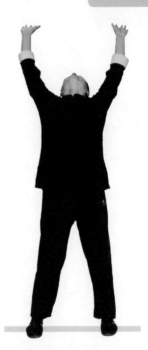

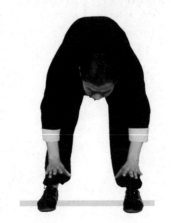

动作一： 左脚开步，目视前方；双臂外旋，展肩扩胸，手掌随身体后仰摆至身后，仰面观天。动作不停，腰椎、胸椎、颈椎依次前俯，同时手掌向上，双臂摆至头上方；手掌按于体前，目视下方。

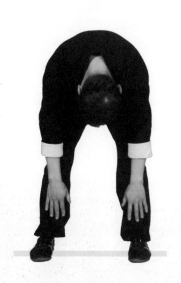

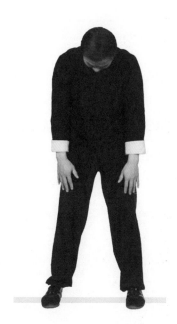

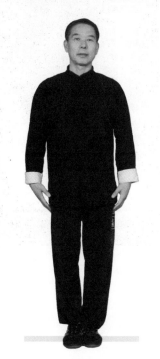

动作二： 下颌回收，腰椎、胸椎、颈椎节节蠕动伸展，手掌自然收回至身体两侧，并步。以上动作共做2次。

练习要点

1. 挺腹、展肩、扩胸时，吸气；屈膝弯腰起身时，呼气。
2. 注意头颈与脊柱的运动要协调一致。
3. 仰身时，小腹要先向前顶，然后依次展胸、展肩、仰头。
4. 起身时，要先屈膝，接着依次伸直腰部、胸部、颈部、头部。
5. 意念活动专注于脊椎的节节贯串。

功理作用

1. 通过蠕动脊柱，有利于对腰背部运动不适的预防与调治。
2. 展臂前伸，有利于颈、肩部运动不适的预防与调治。
3. 松解整个脊柱；调理任督二脉。

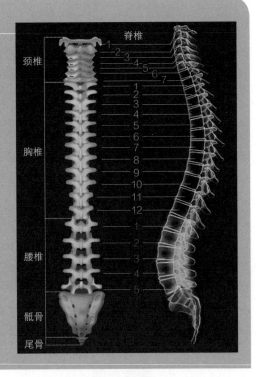

收势

技术要领

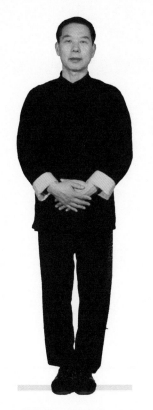

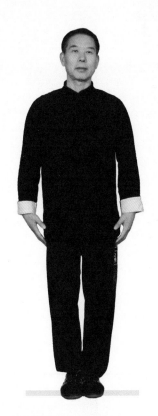

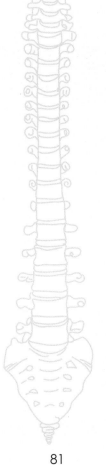

动作一： 双手手掌叠放于丹田，目视前方。

动作二： 双手自然垂于体侧。

练习要点

1. 意识要放在小腹的起伏上，不要放在呼吸上。

2. 精神集中，周身放松。

功理作用

1. 调整呼吸，安定心神。

2. 让身体恢复到正常状态。

第三章

坐式脊椎
平衡术

功法名称

预备势

第一式　激活脊椎

第二式　举臂运目

第三式　旋转寰枢

第四式　含胸拔背

第五式　挺胸夹脊

第六式　左右旋转

第七式　上步侧拉

第八式　弓步抻拉

第九式　提膝前伸

第十式　摆臀调尾

第十一式　松解脊椎

收势

预备势

技术要领

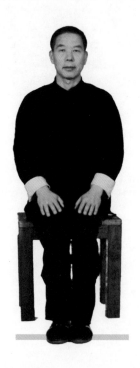

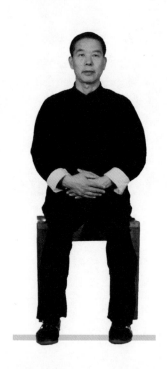

动作一： 正身端坐，周身放松，两掌放于大腿前侧，目视前方。

动作二： 两脚分开，与肩同宽，双手缓缓叠盖于腹前，左手在内，下颌微内收，嘴唇轻闭，身体中正，调息吐纳3次。

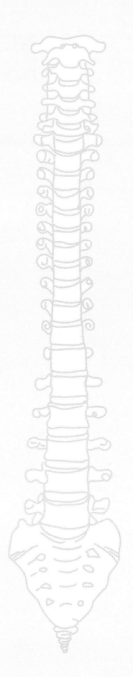

 练习要点

1. 调息吐纳速度均匀，身体平稳。

2. 意识要放在小腹的起伏上，不要放在呼吸上。

功理作用

1. 端正身形，调整呼吸，安定心神。

2. 男女均左手在内，左手补气，右手补血。

3. 两手叠于丹田处，有心肾相交、水火既济之功用。

第一式　激活脊椎

技术要领

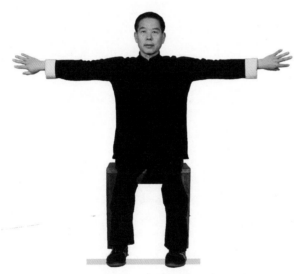

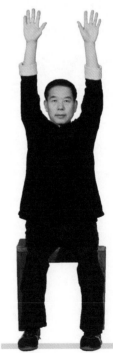

动作一：两手分开，双臂内旋上摆至肩高，两手掌心向后；双臂动作不停，继续向上，至掌心向前；吸气。

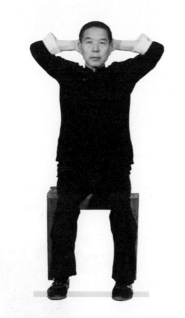

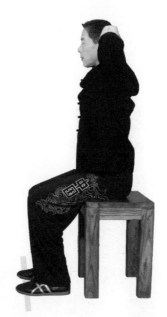

侧面

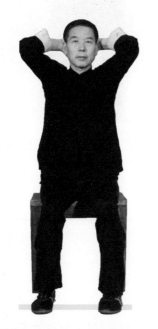

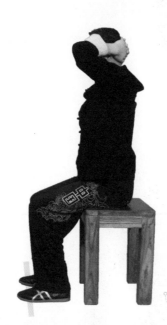

动作二: 双手交叉下落于脑后,双肩微外展,呼气;双肘内合,同时头向后撑,呼气。

侧面

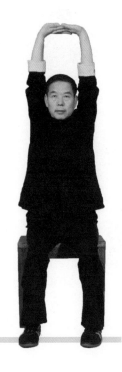

动作三： 双肘打开，头部放松，微吸气，接着双手交叉上撑，略停，上撑时，吸气；目视前方。

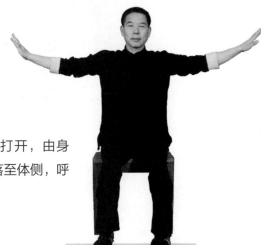

动作四： 双手打开，由身体两侧缓缓下落至体侧，呼气，目视前方。

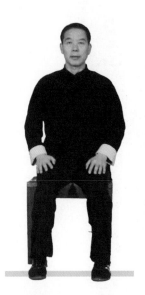

接着开右步做同样动作（技术要领与左式一样）。

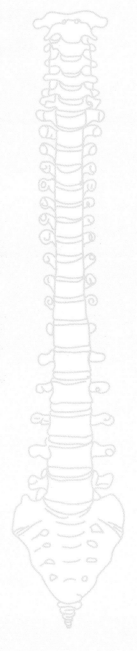

 练习要点

1. 两臂从两侧上举时，用上臂带动肋骨上提。

2. 头向后撑时，颈部也要有后撑之力。

3. 合肘时，颈椎向后用力，两掌向前用力，产生对抗力。

4. 双手向上撑的同时收小腹、脚趾抓地。

5. 意念以感知动作为主，要随着动作的变化而变。

功理作用

1. 双臂上举，可以调整脊柱，牵拉胸椎，疏肝理气。

2. 双肩外展可以激活颈椎第4～7节、胸椎第1～5节；双肘内合，同时头向后撑，可以激活整个颈椎；双肘打开，头部放松，可以松解整个颈椎。

3. 双手上撑闭气，有助于激活整个脊椎。

4. 双手缓缓下落，有利于脊柱的松解。

5. 充分抻拉整个脊柱，可以疏肝理气。

第二式 举臂运目

技术要领

动作一： 两脚与肩同宽，双手抱拳于腰间，目视前方。

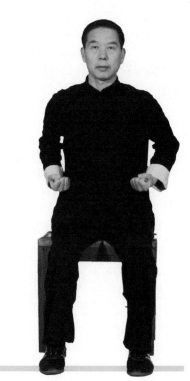

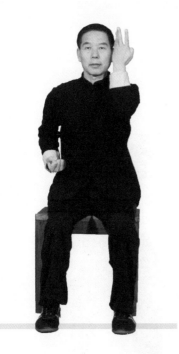

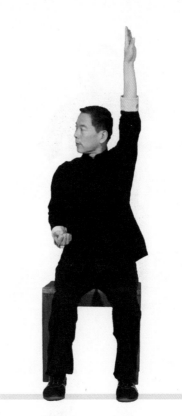

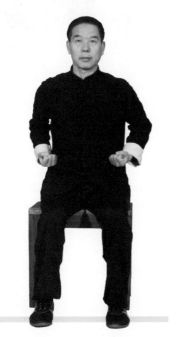

动作二：左手指尖向上，上举至耳侧，目视前方；左手继续向上拔，同时，头水平向右转，然后收回。

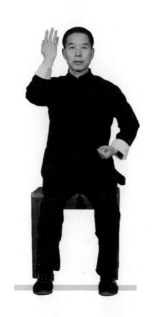

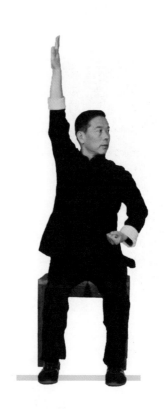

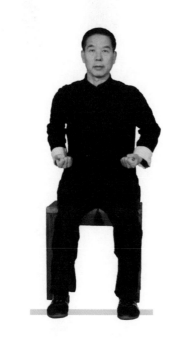

动作三： 与动作二相同，但是方向相反。

以上动作共做2遍。

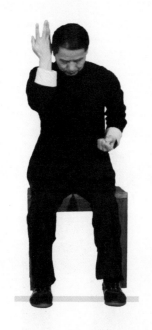

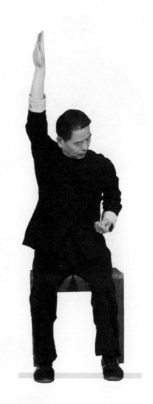

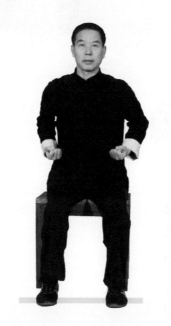

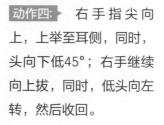 右手指尖向上，上举至耳侧，同时，头向下低45°；右手继续向上拔，同时，低头向左转，然后收回。

93

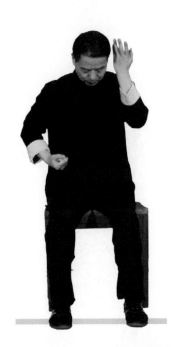

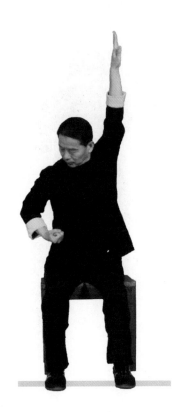

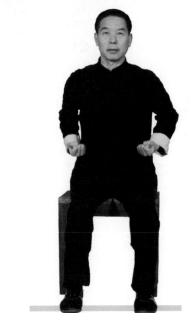

动作五： 左手指尖向上，上举至耳侧，同时，头向下低45°；左手继续向上拔，同时，低头向右转，然后收回。以上动作共做2遍。

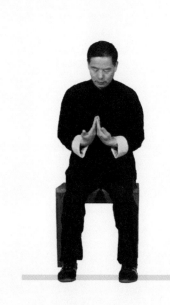
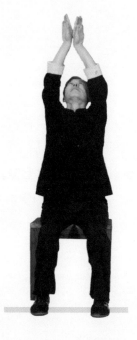

动作六： 双手自胸前上举，手背相对；动作不停，双手继续上举，眼随手走。双手由身体两侧画圆，掌心向下，目视前方；动作不停，双手缓缓落于身体两侧抱拳。

以上动作共做4遍。

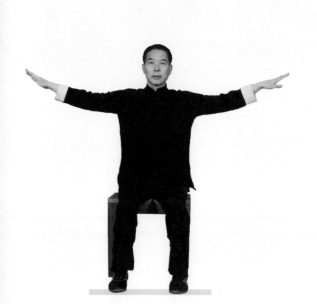
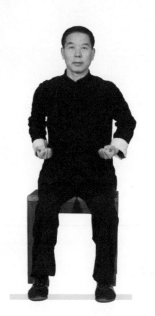

95

练习要点

1. 转头动作要连贯流畅，幅度尽可能大。
2. 低头时，立身，收紧下颌。
3. 向上穿掌时，要旋臂，指尖要有向上穿之意。
4. 手臂上举时吸气，略停顿时，继续缓慢吸气，下落时呼气。
5. 初学时，意念以感知动作为主。
6. 动作进入自动化后，要意守大椎穴。

功理作用

1. 左右转头、穿掌，可以有效刺激颈部及肩部肌肉，拉伸韧带，同时激活颈椎第3~6节及其脊神经。
2. 左右低头、转头、穿掌，可以有效刺激颈部及肩部肌肉，拉伸韧带，同时激活颈椎第5~7节、胸椎第1~2节及其脊神经。
3. 抬头、低头、双掌上穿，可以有效刺激颈部及肩部肌肉，拉伸韧带，同时激活颈椎第1~2和颈椎第5~7节及其脊神经。
4. 松解、激活颈部及肩部肌肉，拉伸韧带，有效调节颈椎及其脊神经。
5. 疏肝理气，调节心肺功能。
6. 通过活动颈椎，可以刺激大椎穴，起到升发阳气的作用，还可调节手足三阳经和督脉，改善颈部血液循环，提高颈部灵活性，有效预防颈部疾病和缓解颈部症状。

第三式 旋转寰枢

技术要领

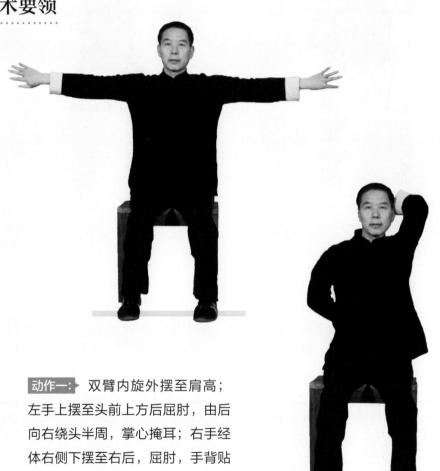

动作一： 双臂内旋外摆至肩高；
左手上摆至头前上方后屈肘，由后
向右绕头半周，掌心掩耳；右手经
体右侧下摆至右后，屈肘，手背贴
在脊柱上，掌心向后；目视前方。

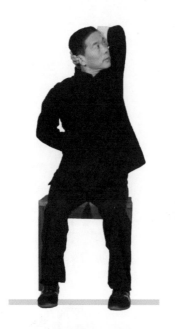

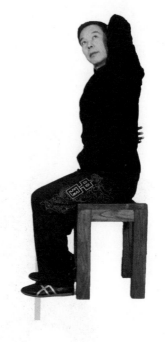

侧面

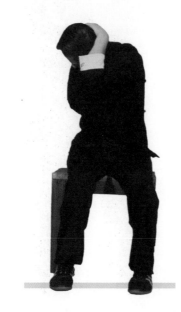

动作二：头向左转，左手中指按压右耳郭，手掌扶按玉枕穴，展臂扩胸，眼随左手动，定式后视左上方，动作稍停；接着上体右转，左臂内收，含胸，目视右后下方，动作稍停。

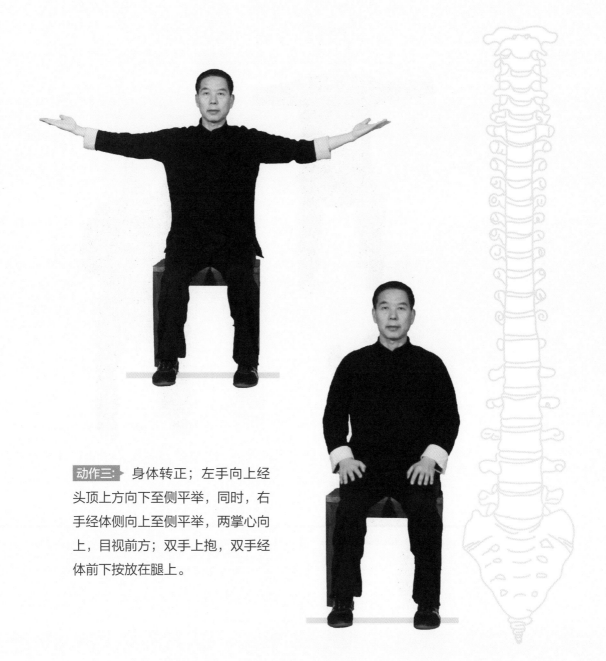

动作三： 身体转正；左手向上经头顶上方向下至侧平举，同时，右手经体侧向上至侧平举，两掌心向上，目视前方；双手上抱，双手经体前下按放在腿上。

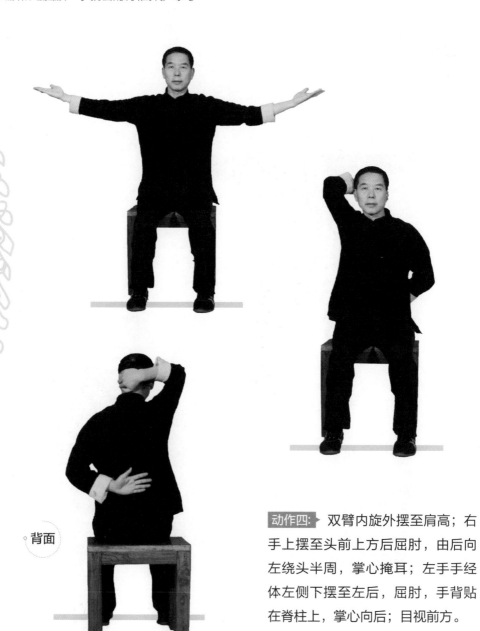

背面

动作四：双臂内旋外摆至肩高；右手上摆至头前上方后屈肘，由后向左绕头半周，掌心掩耳；左手手经体左侧下摆至左后，屈肘，手背贴在脊柱上，掌心向后；目视前方。

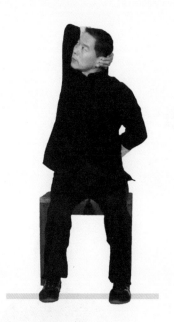

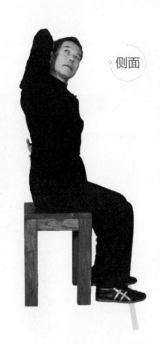

侧面

背面

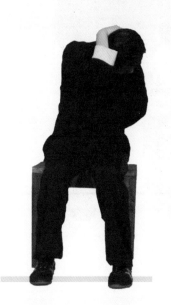

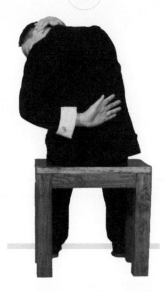

动作五： 头右转，右手中指按压左耳郭，手掌扶按玉枕穴，展臂扩胸，眼随右手动，定式后视右上方，动作稍停；接着上体左转，右臂内收，含胸，目视左后下方，动作稍停。

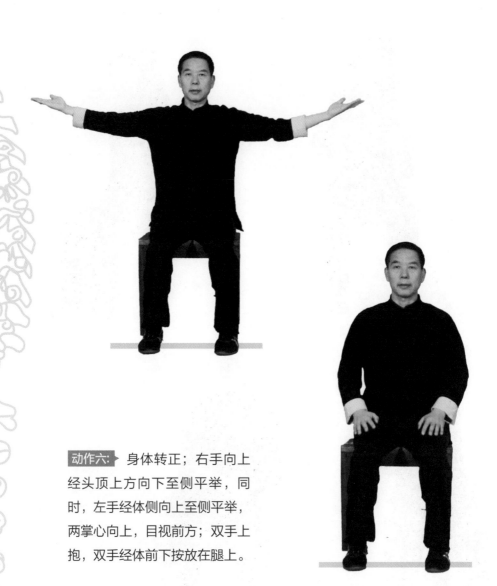

动作六： 身体转正；右手向上
经头顶上方向下至侧平举，同
时，左手经体侧向上至侧平举，
两掌心向上，目视前方；双手上
抱，双手经体前下按放在腿上。

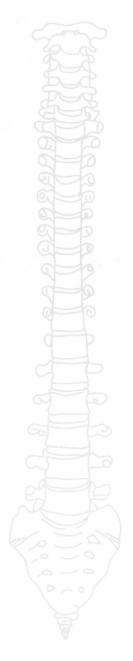

ℹ 练习要点

1. 向上转头时，尽量做到转头不转颈；低头时，要紧收下颌。

2. 低头转身后视时，要先松腰，再依次转胸、转头。

3. 动作对拔拉伸，尽量用力；身体自然弯曲转动，协调一致。

4. 扩胸展臂时吸气，松肩合臂时呼气。

5. 向上转头时，下颌要找耳尖方向；低头转身后视时，要意守大椎穴。

功理作用

1. 通过身体的扭曲、伸展等运动，使全身真气开、合、起、闭，脾胃得到柔和的按摩，肾得以强健；并具有疏通玉枕关、夹脊关等要穴的作用。

2. 可提高颈肩部、腰背部肌肉力量，有助于改善人体各关节的活动功能。

3. 向上转头时，可以刺激颈椎第1～3节，有助于颈椎枕寰枢关节的复位。

4. 向后转头时，可以刺激颈椎第4～7节及胸椎第1～2节，有助于颈椎第1～2小关节及颈椎第4～7小关节的复位。

第四式　含胸拔背

技术要领

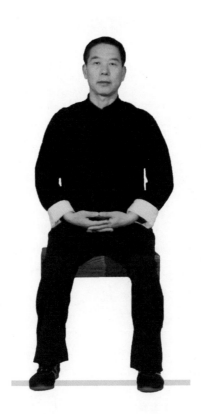

动作一： 两手腹前交叉，目视前方。

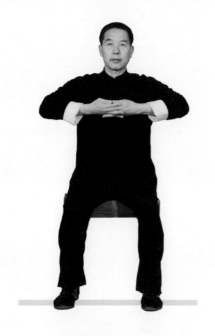

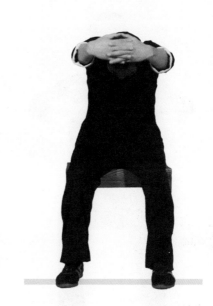

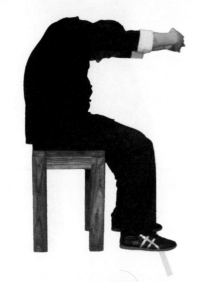

○ 侧面

动作二： 双手交叉，上托至膻中穴附近，吸气；双手内旋，掌心向内；手背前推，下颌内收，头向下低，目视下方，胸椎逐渐后顶，呼气。

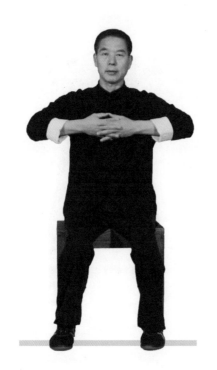

动作三: 双手掌心向内收回至膻中穴附近，同时头向上抬，胸椎逐渐回正，目视前方，吸气。

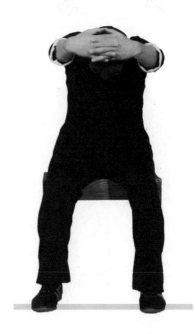

动作四: 双手背前推，下颌内收，头向下低，目视下方，胸椎逐渐后顶，呼气。以上动作共做3次。

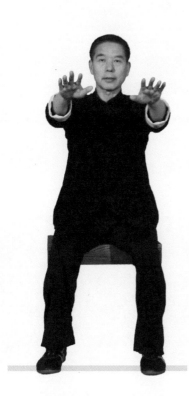

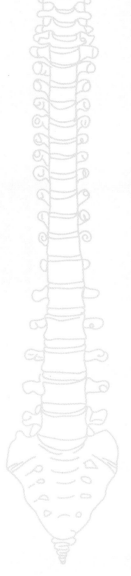

动作五: 双手旋转，掌心向下，同时头抬起，胸椎逐渐回正；双手变按掌，缓缓放在腿上。以上动作共做2遍。

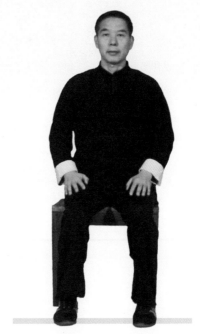

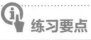 练习要点

1. 双手掌背前推时，手肘微曲，胸椎后顶要充分，不要弯曲腰椎。

2. 双手掌背前推和胸椎后顶要有对拉拔长的平衡劲力。

3. 双手上托时，吸气；前推时，呼气；略停时，继续缓慢呼气；双手回收时，吸气。

4. 双手上托时，意想气从丹田托至膻中附近。

5. 双手前推时，要意守背部的夹脊关。

功理作用

1. 可牵拉两肋，刺激肝胆，刺激大椎穴，可调节五脏。

2. 使颈椎、胸椎外部肌肉得到充分牵拉，有利于对颈椎、胸椎运动不适的预防和调治。

3. 松解胸椎第1～5节，有助于胸椎第1～5小关节的复位。

第五式　挺胸夹脊

技术要领

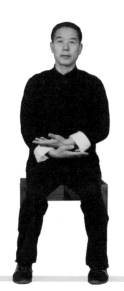
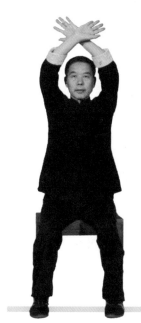

动作一： 双腕于腹前交叉；双手上举至头正上方；然后自身体两侧画圆缓缓落至身后，双手十指交叉，掌心向上，目视前方。

○侧面

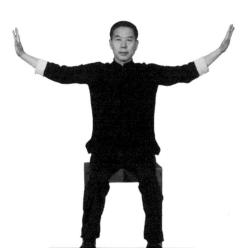
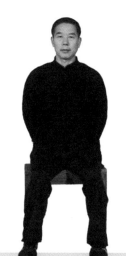
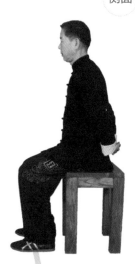

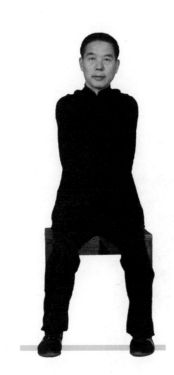

动作二: 百会上顶,两肩外展挺胸,同时双手下按;松肩含胸,吸气,同时双手随之上提,呼气。

以上动作共做3次。

○侧面

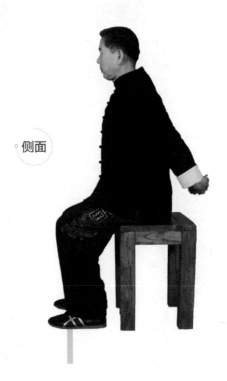

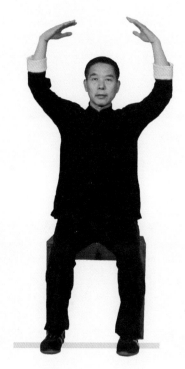

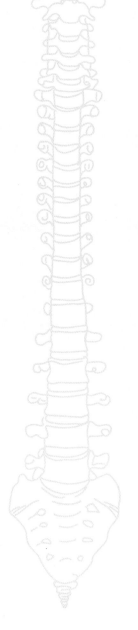

动作三: 双手掌随手臂外旋，掌心向上，上举至头顶正上方，随之掌心向下经面前、胸前下落至腹前，最后放在腿上，目视前方。

以上动作共做2遍。

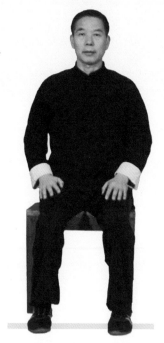

练习要点

1. 挺胸、展肩时，双手要有向下、向后的撑力，并保持3秒，保持深长缓慢的呼吸，尽量不要出现闭气现象。

2. 两掌外开画圆，要尽量舒胸展体，身体中正，切勿左右倾斜。

3. 两臂上抱时，吸气；下落交叉时，呼气。

4. 两臂上撑时，吸气；意想百会上顶；略停时，继续缓慢吸气；下落时，呼气。

功理作用

1. 双肩外展、挺胸并配合呼吸，可缓解胸闷等身体不适，并有利于对胸椎不适进行预防和调治。

2. 激活胸椎第1～5节周围的肌肉，拉伸韧带，有利于胸椎第1～5节小关节的复位。

3. 双肩外展、挺胸，可打开胸部的膻中穴和肺经的云门穴，两臂上举划弧及后撑可疏通手太阴肺经和手少阴心经。

第六式 左右旋转

技术要领

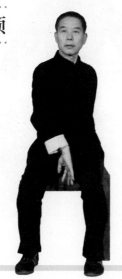

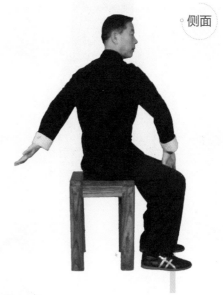

侧面

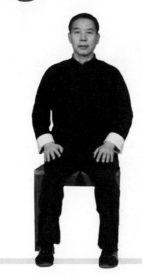

动作一： 目视前方，双手指尖向下，右手手掌随手臂内旋，掌心向外，手肘微微弯曲带动身体以脊柱为轴经前方向另一侧转动45°～90°。动作稍停，然后身体回正。

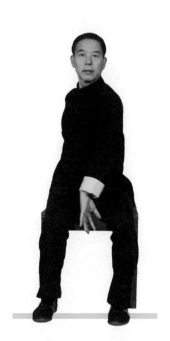

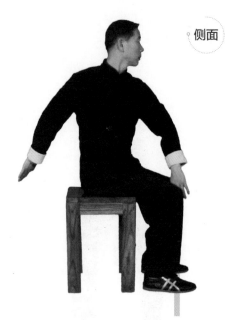

侧面

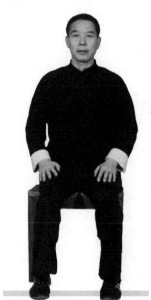

动作二： 目视前方，左手指尖向下，手肘微微弯曲带动身体以脊柱为轴经后方向另一侧转动45°~90°。动作稍停，然后身体回正。

以上动作共做3次。

练习要点

1. 身体向左、右转动时，吸气；身体转正时，呼气。
2. 身体旋转时，两臂同时进行内旋和外旋，两脚十趾抓地，同时要保持头部和髋关节不动。
3. 双肩始终与胸背保持在同一平面。
4. 意守命门。

功理作用

1. 躯干的扭转可有效促进全身气血的运行，有利于对颈、肩、背、腰运动不适的预防与调治。
2. 松解、激活颈部、胸部、腰背部肌肉，拉伸韧带，有利于颈椎、胸椎、腰椎相关部位的小关节复位。
3. 肝胆位于躯干中部，通过左右旋转，脚趾抓地，可起到对肝胆部位进行柔和按摩的作用，同时可以梳理肝胆之气。
4. 头部、髋部不动，通过肩部左右旋转，可有效激活位于颈肩部的胆经相关穴位和经络。

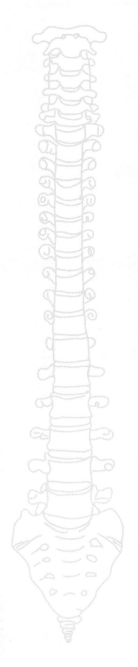

第七式　上步侧拉

技术要领

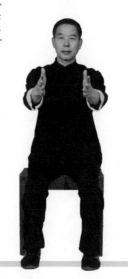 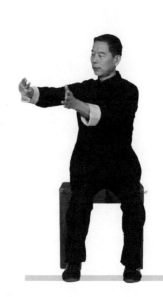

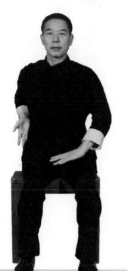 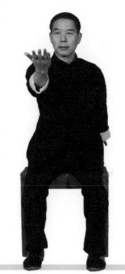

动作一： 双手掌心相对，双上举至与胸同高，沉肩坠肘；双手掌心向右带动手臂水平外摆，眼随手走；左手向下按掌，右手收至腰间；右手掌心向前上托至与肩平齐，左手向后摆。

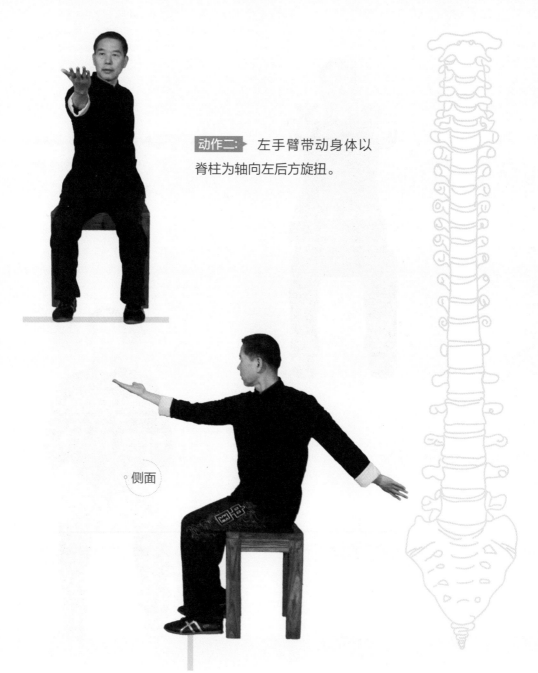

动作二： 左手臂带动身体以
脊柱为轴向左后方旋扭。

侧面

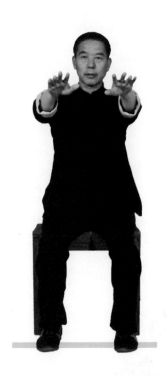

动作三: 双手上举至与肩同高，掌心向下；双手变按掌缓缓收回放在腿上，目视前方。

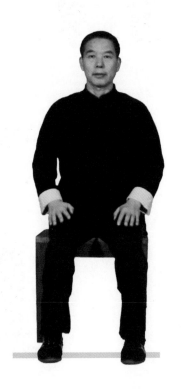

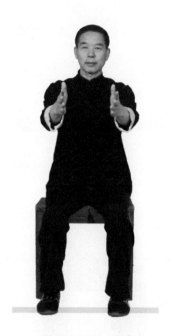

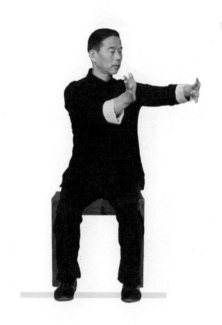

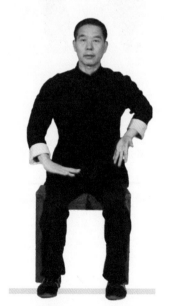

动作四： 双手掌心相对，双臂上举至与胸同高，沉肩坠肘；双手掌心向左带动手臂水平外摆，眼随手走；右手向下按掌，左手收至腰间。

119

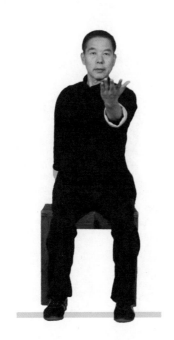

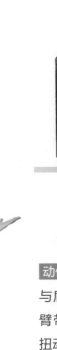

。侧面

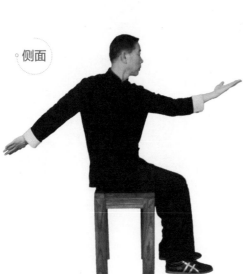

动作五：左手掌心向前，上托至与肩平齐，右手向后摆，右手手臂带动身体右肩以脊柱为轴向后扭动。

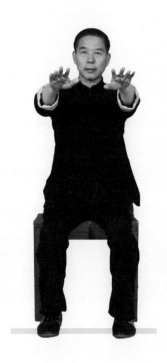

动作六： 右手上举至与肩同高，掌心向下；双手变按掌缓缓收回放在腿上，目视前方。

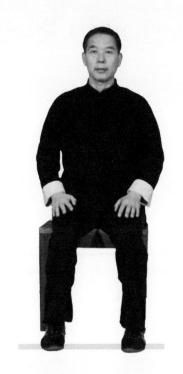

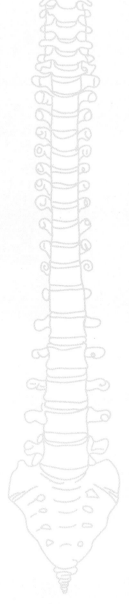

练习要点

1. 整个动作要始终保持气沉丹田。

2. 后臂向后抻拉时，要意守抻拉的胸椎部位。

3. 后臂向后抻拉时，上体要保持正直，重心不要前移，髋关节下沉。

4. 后臂向后抻拉时，前臂要固定不动，要依次拉开胸椎第1~12节。

功理作用

1. 通过对胸椎的旋拧，可以使胸椎复位，增强胸椎的灵活性和稳定性，并能有效改善胸椎小关节紊乱导致的疼痛症状。

2. 疏肝理气，调理心肺。

第八式　弓步抻拉

技术要领

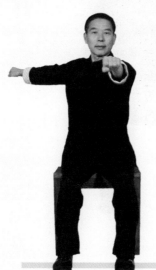

动作一：　两脚与肩同宽，双手握空拳，左臂在前，右臂在后，抬臂至与肩同高，目视前方。

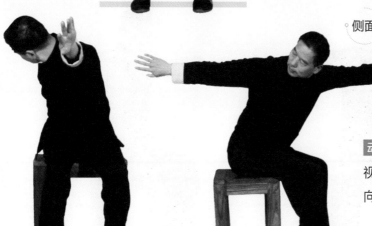

○侧面

动作二：头向右后转，目视右手，双拳变掌，向前向后抻拉。

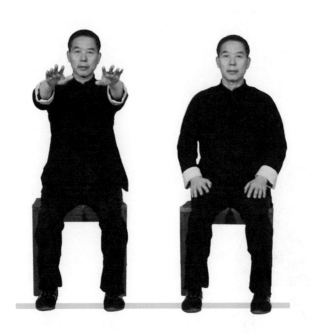

动作三: 右手向下、向前、上收至与左手同高,掌心向下,双手下按,放在腿上。

动作四: 双手握空拳,右臂在前,左臂在后,抬臂至与肩同高,目视前方。

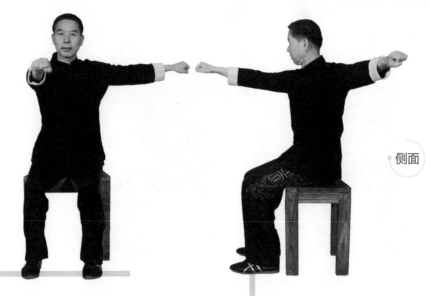

侧面

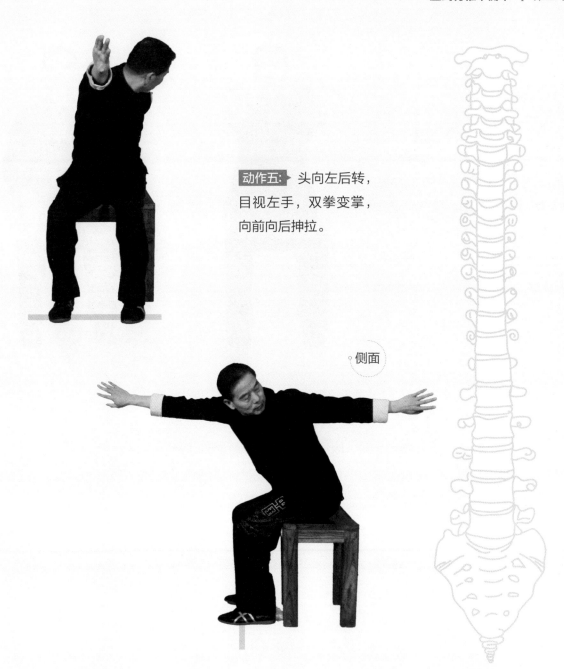

动作五: 头向左后转,目视左手,双拳变掌,向前向后抻拉。

侧面

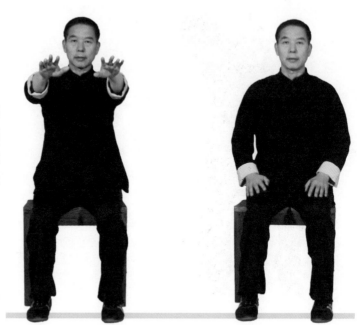

动作六: 左手向下、向前、上收至与右手掌同高，掌心向下，双手下按，放在腿上。

 练习要点

1. 两臂侧举时，吸气；呈侧平举停顿时，呼气。

2. 抡臂时，吸气；侧平举时，呼气；两臂呈侧拉时，呼气3～4次。

3. 两臂侧拉时，要意守抻拉部位。

功理作用

1. 可使腰部肌肉得到充分牵拉，有利于对腰椎运动不适的预防和调治。

2. 斜向牵拉有助于腰椎第1～3小关节的复位。

3. 两臂旋拧，可激活手三阴和手三阳经络。

第九式　提膝前伸

技术要领

动作一： 左腿提膝，同时双手向左后方摆手，眼看手的方向。

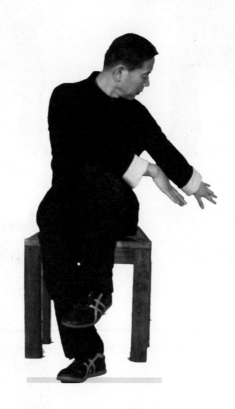

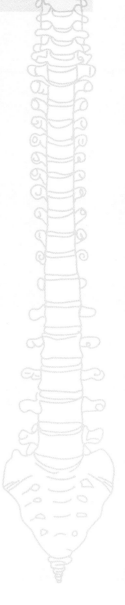

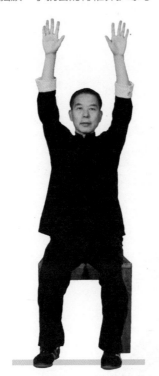

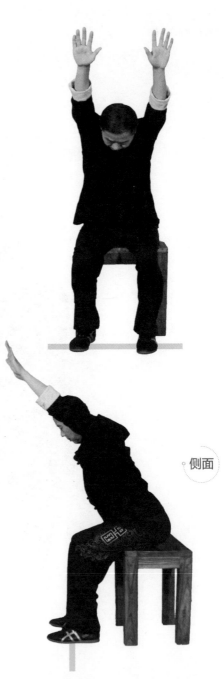

。侧面

动作二：▶ 左腿下落，同时双手上举，目视前方；然后上体前移，目视前下方，双手向前上方拔长。

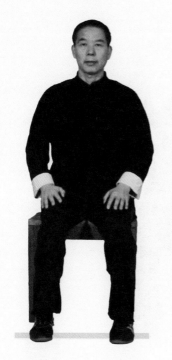

动作三: 身体直立，双手缓缓下按，放在大腿上。

动作四: 右腿提膝，同时双手向右后方摆手，眼看手的方向。

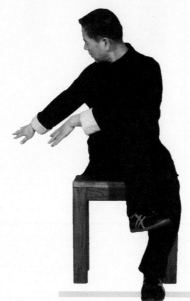

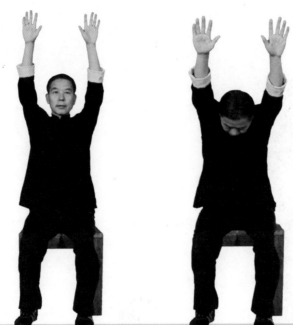

动作五: 右腿下落，同时双手上举，目视前方；然后上体前移，目视前下方，双手向前上方拔长。

动作六: 身体直立，双手缓缓下按，放在腿上。

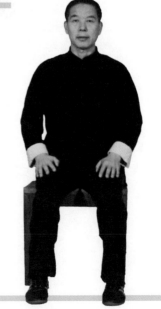

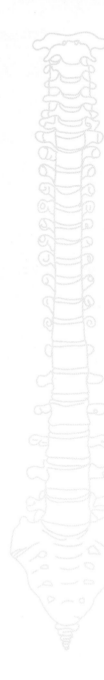

练习要点

1. 提膝时，吸气；摆动腿下落时，呼气。

2. 两臂前伸时，吸气；落掌时，呼气。

3. 斜向提膝时，意守命门。

4. 双手向前上方拔伸时，要意想手指与脚后跟有斜向抻拉之意。

5. 双手向前上方拔伸时，两脚同时向下撑，注意脚跟不离地，才能使脊柱充分对拉拔长。

6. 斜向提膝时，要缓慢提起，完成定式动作时，膝关节向斜上方用力，两臂形成斜向的对拉力。

功理作用

1. 可使腰部肌肉得到充分牵拉，有利于对腰椎运动不适的预防和调治。

2. 双手向前上方拔伸，两脚同时向后撑，可以激活腰椎第1~3节。

3. 斜向提膝，两臂后摆，有利于腰骶部小关节的复位。

4. 双手向前上方拔伸可激活手三阴和手三阳经，两脚向下抻拉可激活腿内侧足三阴经。

第十式　摆臀调尾

技术要领

动作一：两脚与肩同宽，脚尖朝前，同时双手内旋上摆画圆，经头上方向下按掌至胸前，两掌上下相叠，目视前方。

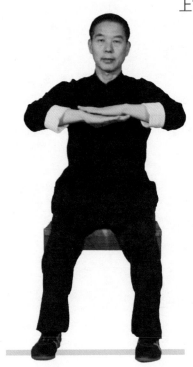

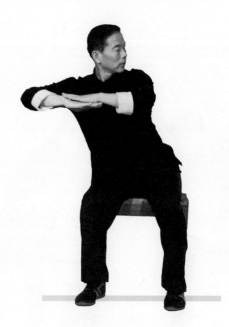

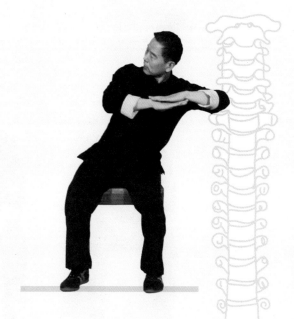

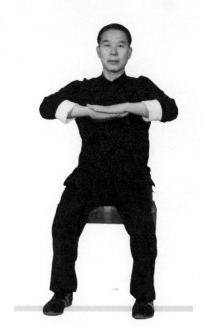

动作二： 身体微微向左顶
髋，同时右肘向右顶出，目
视左方，然后回正。右髋向
右上方顶髋，同时左肘向
左顶出，目视右方，然后
回正。

以上动作共做2次。

133

动作三： 双掌下按，身体前俯，目视地面，双手固定不动，头向左转，双眼向后瞧，同时向左顶髋，然后回正。头向右转，双眼向后瞧，同时向右顶髋，然后回正。

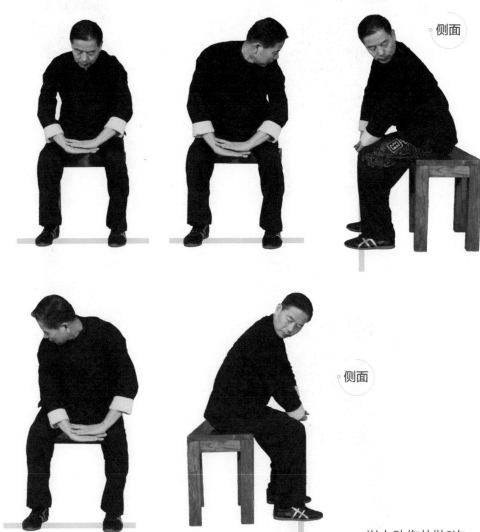

侧面

侧面

以上动作共做2次。

动作四： 双手打开，缓缓起身，双手掌心向上抱圆至头上方，然后双手缓缓下按，放在腿上。

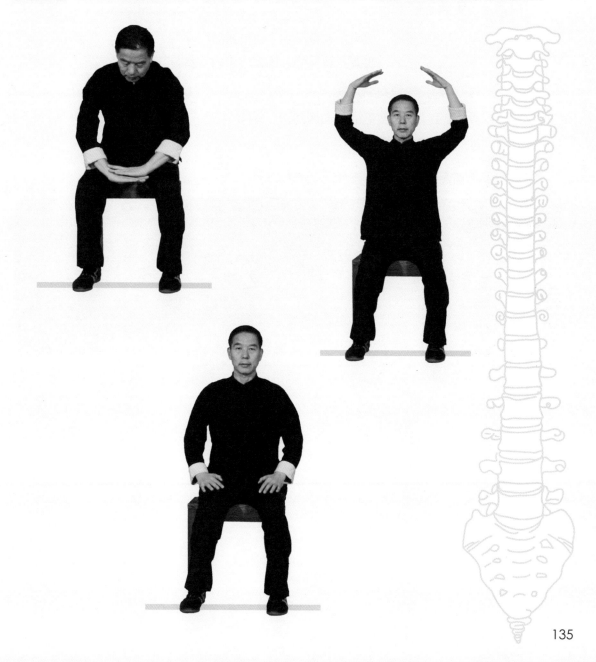

练习要点

1. 顶肘摆臀时，吸气；身体回到中正位置时，呼气。

2. 左右摆臀时，吸气；身体回到中正位置时，呼气。

3. 顶肘摆臀要有对拉劲。

4. 转头摆臀，要形成相向运动。

5. 动作幅度要充分。

6. 整个动作过程中要意守尾骨处的长强穴。

功理作用

1. 顶肘摆臀可充分牵拉胸椎。

2. 转头摆臀，可激活胸椎至腰椎的肌肉，调节胸椎至腰椎的小关节。

3. 有利于对腰部运动不适的预防与调治。

4. 左右摆尾和掉尾可激活长强穴，有利于打通尾闾关。

第十一式 松解脊椎

技术要领

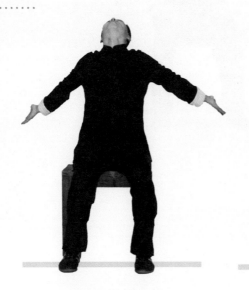

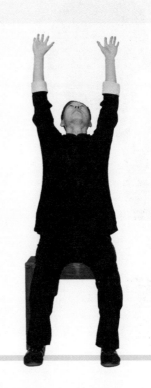

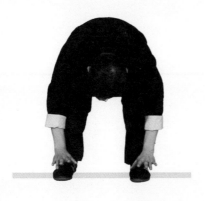

动作一： 双臂外旋，展肩扩胸，手掌随身体后仰摆至身后，仰面观天；动作不停，两手继续上摆至头上方，掌心向前；动作不停，手掌按于体前，目视下方。

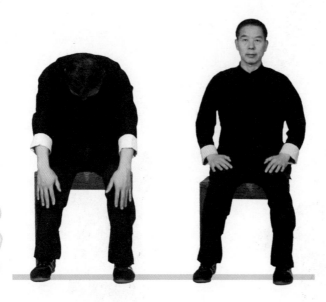

动作二：下颌回收，腰椎、胸椎、颈椎节节蠕动伸展，手掌自然收回至腿上。

以上动作共做2遍。

 练习要点

1. 挺腹展肩扩胸时，吸气；屈膝弯腰起身时，呼气。

2. 注意头颈与脊柱的运动要协调一致。

3. 仰身时，小腹要先向前顶，然后依次展胸、肩、仰头。

4. 起身时，要先屈膝，接着依次腰部、胸部、颈部、头部。

5. 意念活动专注于脊椎的节节贯串。

👇 功理作用

1. 通过蠕动脊柱，有利于对腰背部运动不适的预防与调治。

2. 展臂前伸，有利于颈、肩部运动不适的预防与调治。

3. 松解整个脊柱；调理任督二脉。

收势

技术要领

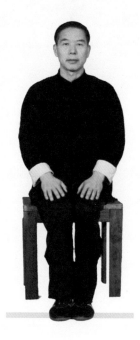

两脚并步，双手手掌放在腿上，目视前方。

 练习要点

精神集中，周身放松。

功理作用

1. 调整呼吸，安定心神。

2. 让身体恢复到正常状态。

参考文献

[1] 刁文鲲. 你的脊椎还好吗. 北京: 中国轻工业出版社，2012.

[2] Robert Schleip Amanda Baker 主编. 关玲主译. 运动筋膜学. 北京: 人民卫生出版社，2017.

[3] 邱丕相著. 中国传统体育养生学. 北京: 人民体育出版社，2007.